体

上野正彦

朝日文庫

本書は二〇〇八年三月、東京書籍より刊行された
『死体は悲しい愛を語る』を改題し加筆しました。

文庫本のためのまえがき

福島県いわき市で行われた警察医会で講演を終え、懇親会の雑談の中でのことだった。

検死に際し、最も注意しなければならないことは何かという話になった。

私は、即座に、

「先生方は、あの東日本大震災で、多くの人々の検死を担当されたと思いますが、地震で家屋の下敷きになった人は圧死《あっし》、津波で流された人は溺死《できし》と診断されたでしょうが、しかし、それればかりとは限りません。殺した死体を瓦礫《がれき》の下に隠し、完全犯罪を企てたケースはないかを含めて検死をすることが重要ですよ」

というような話をした。

ところが「正にその通りの事例がありました」と一人の医師が語り出したのだ。

「地震の数日前のことです。ある殺人事件があったのですが、殺された遺体を発見できずにいました。ところが、その直後、地震と大津波で町中の家屋が倒壊し、多くの住民がなくなったのですが、その中に、殺された人がまじって発見されたのです」

大量死の場合、遺体はどこの誰かはわからないから、遺体にナンバーをつけて検死をすすめていくことになる。

後日、ご家族が到着したら、警察官と一緒に遺体の確認をし、間違いのないことがわかれば、お引き取りいただくことなる。

今回、その過程で、災害事故とは無縁の遺体が発見されたのである。

犯人は、殺害した被害者の遺体をどこかに隠していた。

しかし、それが、東日本大震災による大津波によって、他の溺死した人々にまじって、発見されたのである。

本来ならば、地震津波の事故死として処理されたであろうが、腐敗が進んでいない遺体であったため、警察官が身元確認中に、その顔貌から、事件で殺された被害者であることに気づいたという。

あってはならないケースであったが、本当にあった話である。

私たちは先入観にとらわれることなく、冷静な眼で検死をしなければならない。死体は真実を語ってくれるのである。

しかし、死体になってまで嘘をつこうとする場合もある。詳しくは本文に譲るが、それはあまりに悲しいことだ。

監察医として、死体が嘘をつくのは、生きている人の嘘よりも、何十倍も悲しく、そして胸に深く響いてくる。

生きている人の嘘は取り消せても、亡くなった人の嘘は取り消せないからだ。

幸せな死体、不幸な死体、その違いとはいったいなんだろう。

いずれにせよ、その人たちは死ぬ瞬間まで懸命に生きてきたはずである。

最後まで懸命に生きてきたこの人たちの物語が、幸せとは何かを考えるきっかけになれば幸いである。

上野正彦

二〇一二年師走

まえがき

『死体は語る』という初めての本を上梓して以来、そのタイトル通り、私たちは死体の声なき声に真摯《しんし》に耳を傾けなければいけないと、事あるごとに言ってきた。

たしかに死体ははっきりと真実を語る。

しかし、今まで書いたことはなかったが、実は、「死体が嘘をつく」いや「嘘をつこうとする死体」を何度か検死したことがある。

死体になってまで嘘をつこうとする。

本書で述べたから詳しくは本文に譲るが、それはあまりに悲しいことだ。

監察医として、死体がついた嘘は、生きている人間がつく嘘よりも何倍も、いや何十倍も悲しく胸に響いてくるものであった。

生きている人間の嘘は取り消せても、死んだ人間の嘘は取り消せない。

そういう死体を何度か検死する度に、人間にとっての本当の幸せとは何かを考えるようになった。

幸せな死体と不幸な死体。

その違いは何だろう。

それをずっと考え、書き上げたのが、本書である。

愛なしには人は生きられない。

ときにそれは悲しい愛になることもある。

しかし、そのどれもが、実は、彼らが懸命に生きてきたその結果ではなかったのか、と最近、思うようになった。

生きるとは何か、人を愛するとは何か。

懸命に生きた彼らの物語が、それぞれが考えるきっかけになれば幸いである。

二〇〇八年一月吉日

上野正彦

裏切られた死体　目次

1章　悲しい嘘をつく死体

2章　死因がようやくわかった

3章　死体は最後に何を語るか

4章

信頼されるべき医者の裏切り

5章　モラルなき殺人の顛末

6章　とても切ない死に方

裏切られた死体

1章

悲しい嘘をつく死体

死んでも許さない……

「人に感謝して死ぬ」のと、「人を恨《うら》んで死ぬ」のとではどちらが幸せか。

そんなの前者に決まっているではないか、何を当たり前のことをと思われるかもしれない。

しかし、そう簡単にいい切れない深い闇が人間の奥底には横たわっている。

どちらが幸せか、頭では十分すぎるほどわかっているのに、あえて幸せでないほうを選んでしまう。

人は生きている限り、自分でも飼いならしようのない感情が、後から後からわいてくるものなのかもしれない。死ぬ直前まで、いや死んだ後までも……。

そういう人間のやるせない感情を、かつて検死で何度か経験したことがある。

つい最近、取材を受けたある事件で、人の心の闇の深さを思い知った別の昔の事件のことを、はからずも思い出すことになった。

思い出すきっかけになった最近の事件のあらましは以下のようなものだった。


東京都心から郊外へと走る、ある電鉄の線路わきにその死体はあった。

両足をビニール紐《ひも》で縛られ、口には粘着テープが、また両手は手錠がかけられた状態で、線路から一メートルも離れていない場所に横たわっていた。

発見した人が警察に連絡。ほぼ意識不明の状態で病院に運ばれたが、間もなく死亡が確認された。そういう事件だった。

解剖の結果、腰の骨が折れ、後頭部を強打していたが、ただ轢《ひ》かれたというはっきりとした形跡は見つからなかった。

第一発見者である電車の運転手は、直線の軌道を走っていたら前方に変な物体が夜の闇にまぎれて見えたと証言した。慌《あわ》ててブレーキを踏み現場近くで急停車したのだそうだ。

また、一本前に現場を通過した電車の運転手は、まったく不審なものに気づいていないということもわかっている。

それらの証言からも、電車はその死体を轢いていないことになる。

ではいったいどういうことか。

現場は谷底のような場所で、谷を縫うように上下線が走っている。その上に陸橋が掛かっている。

一つの可能性としては、どこか別の場所で交通事故か何かでそのような外傷を負った人が陸橋まで運ばれ、あたかも陸橋の上から突き落とされたような偽装工作が行われたということがあげられる。また轢かれはしなかったが、実際にその状態で陸橋の上から突き落とされた殺人事件の可能性もある。

もちろんそういう他殺ではなく、自ら飛び降りた自殺も否定できない。

他殺なのか。

それとも自殺なのか。

謎の残るその事件について、私はテレビ局から取材を受けた。

陸橋から走って来る電車を目がけて飛び込んだとしたら、一〇メートル以上も下にある谷底に落ちて、電車にはね飛ばされることになる。もしそこで電車の前面にぶつかったとすれば、その部位に衝突した外傷ができるし、そのまま飛ばされて地面にたたきつけられるので、体の反対側にはその外傷もできる。

しかし、死体所見では、腰の骨が折れ、後頭部を強打しているが、そういう衝突したと思われる外傷はない。

では、どのような状態なら、この死体のように腰の骨が折れ、後頭部を強打したという死体所見になるのか。

まず、前提として電車には轢かれてはいない。それであるなら飛び込むタイミングが合わずに、本来なら列車の前に落ちなければいけないところを、数両目などの電車の屋根の連結車両の間に入ってしまったと考えられる。

私は、その点について説明を加えた。

列車の前ではなくて何両目かの車両と車両の間に落っこちると、腰の骨を打って後頭部を強打し、重症状態のまま線路の側に倒れてしまうことは可能性として高いのだ。

おそらく、そのような状態での墜落死だろうと推理をした。すると、身元がわかった。

事件から四日目のことだった。

亡くなったのは中学三年生の男の子であるということだ。

背景調査などから、結局は自殺だと結論づけられた。手に掛けられていたのは、おもちゃの手錠で、左手は掛かったままだったが、右に掛かっていたはずの手錠の輪は外れていたのだという。

しかし、そうだとすると、なお解せない疑問点が一つだけ残る。

どうして自ら足を縛り、手に手錠をはめるようなことをやったのかという点だ。

これからは捜査の範囲になるので、あくまでも推測の域を出ないが、私はこう思う。

いじめられた友だちに対する仕返しではないか。

まるで他殺死体のような状況を設定して自殺をする。

そして、その状況で、自分は悪い友だちに殺されて線路際へ置いて行かれたとか、殺人事件を想定させるように仕向けるのである。

ある種、あてつけみたいなことだ。


そのことを考えていて、かつて携わった別の検死を思い出したのだ。

わざと他人に迷惑をかけるような工作をして、自ら命を絶った変死体。

しかも一件ではない。過去に何例かそのような死体を私は検死している。

比較的女性のケースが多かった。

検死に行くと、死体の傍らに日記がある。そこには、交際相手だった男に対する恨みつらみが書かれてある。そこまではまだいい。

問題はその後だ。

その日記には、あたかも自分は命を狙われているような記述がなされているのだ。

「これは自殺ではなく他殺ですよ。私は殺されたのです」

そんな伏線《ふくせん》を張った書き方がされてあった。

日記に本心ではなく嘘がつらねてある。つらつらと書かれてある。

彼女の場合は、自分で自分の首を絞めながらも、あたかも絞殺されたかのように装っていたのだ。

それを自絞死というのだが、具体的にはどうするのか。

自分の首に巻いた紐をぎゅっと絞める。やがて意識を失う。しかし、そのとき締めていた紐から手を離してしまうことになるので、自然と息を吹き返してしまうのだが、首に巻いた紐を「かた結び」にしていて、結び目が緩まなければ、手を離しても死ねる。つまり自殺が可能になるのだ。

死ぬことと息を吹き返すことの境界線は、窒息の状態になるかならないかである。同じ状態で絞め続ける。息ができなければ脳に血液が回らなくなって酸素欠乏になり、やがて絶命する。戻るとまた息ができ、脳に酸素も行くから死なない。

その間は四、五分といわれている。

それでは、彼女の場合、なぜ他殺ではなくて自殺だとわかったか。

首の紐の結び目がきちっとあり、かつ防御創《ぼうぎょそう》がなかったからだ。

ちょっと想像していただくとわかるが、正面から人の首を絞めて殺すという行為は、実際問題、かなりむずかしい。

だから普通、相手の首を絞めて殺す場合は、その人の背後にまわって、首の前にまわしたタオルなどでぎゅっと後ろに向かって絞めることになる。

絞殺された死体の九割以上は後ろから首を絞められ殺されている。正面からというのもないことはないが、きわめて特殊な状況といっていい。

もちろん相手も殺されたくないと必死だから、やめろやめろと暴れる。暴れるからやがて締められた紐やタオルが緩み、息を吹き返す。

締めているほう、すなわち犯人は、吹き返さないように必死になってまた絞める。

締められているほうは、苦しくてほとんど無意識に前頸部《ぜんけいぶ》の紐の下に指を突っ込み、圧迫を除去し呼吸しようともがきだす。

そうすると必然的に首のあたりに防御創ができる。

つまり、ひらたくいうと、紐と首の間に自分の指を突っ込んでいるから、そこに赤い痕《あと》のような引っ掻《か》き傷ができ、索溝の中に指の跡が残るのだ。

しかし、この女性の場合、そういう防御創がなかった。

しかも結び目が前である。自絞死の場合、ほとんど意識を失っていく中で、かた結びをするわけだから、普通に考えても首の後ろでするのは大変だ。自分でぎゅっと絞めて、きつく絞まってもまだ意識はあるので、そのまま必死に首の前で、かた結びにして死ぬ。

このような状況であった。日記には、いかにも私は恋人によって命を狙われているということが切々としたためられてあったが、これは怪しい、殺人を装った自殺ではないかという判断になり、厳しく捜査を行い、家族関係などから自殺という結論が導きだされたのだった。

先の自ら手足を縛って線路脇で死んでいた中学生は、いじめられたことを強調していた。また日記に命を狙われていると記して自殺した若い女性は、振られた相手に対する恨みから、やはり命を狙われていると強調し、それぞれ偽装工作したのであった。

しかし、この偽装工作は、殺人者がやる偽装工作とは根本的なところが違っている。

自分は何か悪いことをしたわけではない。

ある意味、被害者なのだ。その被害者が、自分が自殺した後も、相手が社会的に糾弾されるよう、迷惑が掛かるようにしたいということから行ったものなのだ。

それは、恨みを得た感情を死ぬまで、いや死んだ後まで残すようにやったものだ。

自殺しながら、いじめた相手が殺したように偽装する。

自殺しながら、交際相手が殺したように偽装する。

なんと哀れであろうか。

それなら生きたほうがましだ。

生きることができる最後の日まで精一杯生きる。それが人間の正しい生き方ではないか。


私は、ずっと「死体は語る」と言ってきた。

死体は決してモノを言わないが、その声なき声に耳を傾けると、「私は自殺をしたのではありません、殺されたのです」という死体の声が聞こえてくると。

それだけ死体は純粋なのだ。

しかし、この事件のように、死体になってまで嘘をつく死体がごくわずかだがたしかに存在した。

「死体になっても嘘を語る」

それは、あまりに悲しい。

夢破れて自殺して

家族を愛する一人の中年男がいる。その男がまだ若い頃、彼には大きな夢があった。

自分が手がけた事業を成功させ、愛する妻と子どもを幸せにする。

その夢に向かって寝る間も惜しんで仕事にいそしんできた。しかし、描いた夢がすべて現実のものになるわけではない。

気づいたとき、彼には過ぎ去った長い年月と大きな借金だけが残っていた。

ホテルから転落死した男の太もも（大腿部《だいたい》）には長方形の赤い痕《あと》がついていた。その太ももについた赤い傷痕は、ベランダからズルズルとすべり落ちる際に擦《す》ってできたものだと推定された。

ある会社を経営していた社長の話だ。

最初は会社経営もうまくいっていたが、折からの不景気が事業を直撃し、一筋縄ではいかないような大きな負債を抱えてしまった。

その彼が、アメリカのロサンゼルス郊外にあるホテルの一室から転落死してしまったのだ。

泊まっていた六階のベランダから二階のベランダ状になっている屋根の上に落ちた。一階の建物の高さがだいたい三メートルなので四階分、つまり三×四、一二メートルくらい下のコンクリートの上で発見されている。

お風呂上がりにビールを飲み、軽い酩酊《めいてい》状態だったことがわかっている。

検死の結果、ロサンゼルスの監察医は、酔っ払っていたため、ベランダの上に腰かけていて、あやまってすべり落ちて死亡した災害事故だと結論づけた。

つまり、わかりやすくいうとこうなる。

男は、ビールを飲んでほろ酔いで気持ちよくなったのだろうか、ベランダの手摺《てす》りに外を向いて腰かけていた。酔いは平衡感覚をなくさせる。あやまって手摺りから落ちた。あっと思う間もなく、六階のベランダからズルズル、ズルっとすべり落ちて亡くなったと判断されたのだ。

その証拠に、太ももには長方形の擦れた赤い擦過傷《さつかしょう》ができていた。それが擦ったためにできた痕だろうという判断をロサンゼルスの監察医が下したのだ。

遺族は、日本に帰って来て、日本の保険会社に何億という保険金の支払いを請求した。

しかし保険会社が支払いを拒否したため、裁判になった。

保険会社は、アメリカとは別に日本の大学の法医学者に独自に鑑定をしてもらった。

しかし、ここでもロスの監察医の主張と同じように、ベランダの手摺りに腰かけていて酔っ払っていたためにずり落ちた事故死であるという結果が出て、保険会社は裁判所から保険金の支払いを命ぜられることになった。

それでも保険会社は納得がいかない。

事故死するわずか半年くらい前に何億という保険をかけているし、会社が赤字で左前になっている。それらの状況から、保険金を目的にした事故死を装った自殺ではないのかと考えたのだ。

そこで保険会社は、私のところに再鑑定の依頼にやって来た。

ロサンゼルスの監察医といえば一目置かれる存在である。そこの監察医が検死した結論であるし、日本の国立大学の教授もそれに賛同しているのだ。

再鑑定をする前に、「私がそれを覆すような鑑定にはなり得ないと思いますよ」という話をあらかじめしておいた。

「ええ。でもとりあえず、その証拠の鑑定書とか現場の写真などを見てもらえませんか」

そう保険会社の担当者に必死に説得され、どちらかというと無駄だという気持ちで写真を手に取った。

ロスの監察医と日本の大学教授が鑑定した際に事故死と判断した、手摺りからずり落ちるときに擦ったとされる太ももの裏面にできた細長い二条の赤い皮下出血の痕を、私はとりあえず確認しておこうというくらいの気持ちだった。

その瞬間、私は思わず、

「えっ」

と驚きの声をあげた。

「これは擦過傷なんかではないですよ！」

私は目の前にいる担当者の顔を見据えていた。

たしかに死体の太ももは赤くなっていて、一見すると擦過傷に見えなくもない。しかし何千もの遺体を検死してきたものには、この傷が擦過傷ではないことくらい一目瞭然だった。

辺縁性出血といって、この傷痕は飛び降りたときにできる外傷の特徴なのだ。ビルから飛び降りる。そうすると体がまず先に地面に叩きつけられ、そして遅れて太ももが地面に叩きつけられる。

つまり、胴体部分が先に地面に落ち、あとから足が地面に叩きつけられるような墜落の仕方のときに生じるのが辺縁性出血なのだ。たとえていえば、柔道の受け身のようにバタッと倒れてあとから手足が畳につくようなときにできる痕といえる。

どうしてそうなるのか。

大腿部の裏面が最後に叩きつけられる。すると地面と大腿骨が強く密着するので、その間にある毛細血管内の血液は骨の両側に弾き出されて、骨の周りに出血がくる。骨が一番かたい部分だから、血液はその骨の外側に排除されるのだ。

すると骨の形のところだけ白くなる。そして、その骨の周りに赤い出血が二条形成される。

ロスの監察医と日本の教授が検死した死体の太ももは、たしかに赤くて長い長方形の傷ができていた。しかし、それはあくまで今述べたような経緯でできる、典型的な墜落外傷である辺縁性出血なのだ。

では、ロスの監察医が検死したように、ベランダの手摺りで擦って落ちたらどのような出血が起きるものなのか。

この場合は、万遍なく太ももが出血しなければならない。擦っているのに骨の周辺のところだけ出血が起きるなんてあり得ない。なぜなら骨の部分が最も出っ張っている部分なので、極端に言うなら、骨の部分こそ赤く皮下出血しなければいけない。

わかりにくいかもしれないので繰り返す。

この死体所見では、一見擦ったように見える太ももの真ん中の骨のところだけは白くなっている。

もし本当に擦ってついた傷だとしたら、骨のところ全部が赤く擦過や皮下出血を起こしていなければおかしい。骨のところが主として擦られて皮下出血を起こさなくてはならないのだ。

骨のところが出っ張っているから、そこが最も擦過して皮下出血を生じて赤くならなければいけないのに、そこだけむしろ白くなっている。

似ているようで大きく違う。

そこで、その死体所見から、どうしてこのような外傷を生じたのかを検証していくとこうなる。

死体は、建物から二メートル近く離れた場所に、足は建物側で、頭は建物の外側、すなわち庭側を向いて横たわっていた。

建物から落下すると、一番先に足が着地して足を骨折したり、お尻がガンと地面について骨盤が折れたりする。そして足は建物から遠くへいって、頭が建物側にきて横たわるはずなのに、この場合の死体はそれが逆になっている。

というようなことから判断すると、これはすべり落ちたのではない。

体を内側つまり部屋側に向け、背中を外側にして、ベランダの手摺りの外側に立つ。そして外壁を蹴っ飛ばすように落ちていったことになる。だから最初に体が地面に着く。足が最後に落ちてきてバタンと叩きつけられるのだ。

誰もいない部屋だから他人が介在したということは考えられない。

ということは自殺行為なのだ。

私は、これは事故ではなく自殺だという判断をし、再鑑定書を作った。

そして裁判に呼ばれて証言にも立った。

日本の裁判で論争になった。鑑定した日本の法医学者と法廷で意見を言い合った。

結局、辺縁性出血という私の理論が採択され、自殺という逆転判決が下った。

家族には厳しい結果になったのだが、法医学は保険会社のためのものではないし、また家族のためのものでもない。真実は一つである。それを正確に伝えていくのが私たちの仕事であるし、プロの仕事でもあると私は思っている。

おそらく彼は、そういうような所見になるとは夢にも思わずに、ただ単純に酒を飲んだうえの事故死に見せかけたかったのだろう。

飛び降りる際、命と引き換えに彼はいったい何を得ようとしていたのか。

彼の若い頃の夢は破れてしまっていた。

事業で成功することができなかった彼は、外国のホテルのベランダでビールを飲み、酔った頭でこう思ったのかもしれない。

事業で成功する夢はうまくいかなかったが、もう一つの夢であった家族を幸せにすることだけはかなえたい。いや、せめて借金だけが残る不幸を味わわせることだけはしたくない。

そう思って保険金をかけ、自らの身をホテルのベランダから投げ出した。

しかし、家族には何も残らなかった。

いや、後悔だけが残ったはずだ。

後ろ向きに飛び降りた恐怖

はたらけどはたらけど猶《なお》わが生活楽《くらし》にならざり……

と詠んだのはいつの歌人だったか。格差社会といわれて久しいが、中でも下請け業者の仕事の現状はことのほか厳しい。

四、五人の従業員を抱え、請け負った仕事を必死にこなす。それでもバブルが弾けた後の不景気の中では、仕事そのものの依頼がそう簡単に回ってこない。

しかし発注される仕事がなくても、従業員には毎月給料を支払わなければいけない。当然、日めくりのカレンダーが一枚、一枚とめくられていく度に、赤字がどんどん膨らんでいく。

零細企業ゆえの悲しさといえなくもない。

しかし、たとえ余計な出費は一円でも抑えたい状況下でも、工事現場での作業は危険がともなう。工事に事故はつきものだし、事故が起きてからでは遅すぎる。

零細企業を営んでいたその社長は、請け負って支払われる少ない金額の中から、まさかのときに残された家族が路頭に迷わないよう災害保険をかけていた。


太陽が容赦《ようしゃ》なく照りつける昼間のことだった。

事故は、五階建てのビルの屋上で、屋根の水漏れのモルタル工事をやっていたときに起きた。平らな屋根のビルで、ふだんは屋上には登れない構造になっている。危険をともなう作業のためロープを二本、防護柵《さく》として屋上の縁に張って作業を行っていた。

屋根の上には、社長である本人ともう一人の従業員の二人が上がり、モルタルを塗っていた。彼らはモルタルを塗りながら縁のほうへバックする。そしてまた屋根の縁に沿って塗り続ける。

そういう作業を続けていたさなかのことだ。

二本のロープの間に社長のお尻がはまり、そのままちょうどロープを潜《くぐ》り抜けるように墜落してしまったのだ。

つまり、逆向きにお尻からビルの下へと転落してしまった。

一五メートル下の地面には植え込みがあって、その植え込みから少し離れたところから先はコンクリートの歩道になっている。社長は、下半身がその植え込みの中、上半身が歩道の上という状態で仰向けで倒れていた。

落ちる直前まで一緒に屋根で作業をしていた従業員も、下のほうでドスンという低い音を聞いている。

何ごとかと屋根の上から下を覗《のぞ》いてみたら、社長が地面に仰向けに倒れていたと証言している。

それで、慌てて駆けつけたら、すでに息絶えた状態であった。

社長の家族は、工事の作業中で起きた災害事故であるから保険会社に保険金を支払うように請求した。

しかし偶然なのか必然なのか、その社長は、事故の半年くらい前に五、六社に全部で合わせて二十数億円という高額の保険を追加でかけていたのだ。

事故が起きる半年前に五、六社に思いついたように高額の保険をかけるのは、あまりにタイミングがよすぎる。調べてみると会社もずっと赤字経営が続いている。偶然にしては偶然が重なりすぎている。

これは事故を装った保険金詐欺《さぎ》ではないか。保険会社はそう睨《にら》んだ。

遺族側と保険会社側の双方で争いになり、ついには裁判になった。

結局、一審では家族の主張が認められ、裁判所から保険金の支払いを命じる判決が出た。

裁判所は、転落は故意ではなく、あくまでも作業中に起きた災害事故であると断定したのだ。

そこで保険会社の顧問弁護士たちが集まり、専門家にきちんと再検証してもらったほうがいいという結論になり、私のところへ再鑑定の依頼がきたという経緯だった。

なぜ最初の裁判で保険会社側が負けたのか。

たしかに一見事故のように見える。

飛び降り自殺を想像すると、うつ伏せの状態で亡くなっているイメージがみなさんにもおありだと思う。

しかし今回は、そうではなく仰向けにお尻から落ちた状態で倒れていた。

お尻から落ちているから、いかにもあやまってそのまま真っ逆さまに落ちたように見える。

裁判所の判断も、そのところがポイントになっていて、お尻から墜落した状況から判断して、間違いなく事故であろうという結論を導いたのだ。

私は、基礎資料になるカルテやその他の関係資料を全部見せてもらい、念入りにチェックしていった。

この死体所見で、死体は、両足の大腿骨頸部《だいたいこっけいぶ》と肋骨《ろっこつ》を骨折しているのがわかった。

実は、最初に種明かしをしておくと、この両足の大腿骨頸部骨折が、この事故が災害事故だったのか、それとも保険金目当ての偽装自殺だったのかを解く重要なキーポイントになるのだ。

まず大腿骨頸部という場所を説明しておきたい。大腿骨頸部というのは、骨盤に対して「く」の字に曲がって接し、股関節《こかんせつ》を作っている場所を指す。

この死体は、その両足の大腿骨頸部を骨折している。

それは、いったい全体、何を意味するのか。

まさにその死体所見こそが、彼がどうやって死んだのかを私に雄弁に語ってくれているのだ。

建物から人が落下する。

いろいろな落下の仕方がある。

頭から落ちる。

胴体から落ちる。

足から落ちる。

この死体の場合、両足の大腿骨頸部に骨折があることから、足から落ちたことがわかるのだ。

落ちていくところを説明するとこうなる。

両足が同時に先に地面につく。すると次の瞬間、力はすべて股関節の頸部に加わることになって、その重みに耐えられずに大腿骨頸部の骨折が起きる。

両大腿骨頸部骨折を生じた人は、次いでお尻が重いので尻もちをつく。すると骨盤の骨が折れたり、腰の骨を折ったりする。

と同時に、頭も重いから、その衝撃で頭がガクンと前のめりの状態になる。お辞儀をするように強く曲がるから、首の骨が折れてしまうのだ。

体はエビのように前のめりに折れ曲がって、胸を自分の大腿部にぶつけてしまう。すると大腿部と胸が強い衝撃で接触し、肋骨がバリバリっと折れてしまう。

そして反動で、エビ状に曲がった上半身が持ち上がって、逆に後ろへ振られるから最後は大の字に仰向けに寝たような状態になる。

しかし裁判所の判断では、この死体は、あやまってお尻から落下したとして災害事故と認定されている。

もし裁判所がいうようにお尻から地面に落ちたのであれば、両足の大腿骨頸部の骨折や肋骨の骨折をしている死体所見をどう説明するのか。説明がつかない。

お尻から落ちて、尻もちをついて仰向けになっていたとしたら、大腿骨頸部骨折は絶対に起きないのだ。

もし尻もちをついているなら、この死体の場合、頭は歩道に面しているので、後頭部に激しい打撲が生じ、必然的に、死体所見には、頭蓋骨の骨折がなければならない。

そういうものがまったくないということになると、別なことを考えざるをえない。

彼は事故で死んだのではない。

彼はビルの屋上から自殺をはかったのだ、と。

そんなのわかるはずがないと思われる方もおありだと思う。

その疑問に対して私はノーという。

死体所見が、「私はビルの屋上からあやまって落下したように見せかける偽装自殺を企てました」と語っているのだ。

飛び降り自殺と知らぬ間に転落した事故との場合、何が違うのか。

事故の場合は、意志がなく落ちてしまうため建物に接近しているビルの壁面を擦ったりしながら転落することになる。それでなくても咄嗟《とっさ》の出来事でバランスを崩しながら落ちていくので、両足が同時に地面に叩きつけられることはまずない。

しかし、この死体は、両足の大腿骨頸部を骨折しているのだ。その他、両足で地面に着地したときの外傷がたくさん見られた。

自殺の場合、今回のように両足を地面に着地することが多い。

なぜか。

人は誰でも死ぬのは怖い。それは人の本能といってもいい。

だから、そこに、

「よし、死のう」

という明確な意志が介在するのだ。

そもそも考えてみてほしい。彼は両足で地面に落下している。しかし、後ろ向きでビルから落ちたのは間違いない。

どうして後ろ向きであやまって転落した人が、バランスを崩しながら落下して両足で着地することができるだろう。

ここが問題なのだ。

この人は、後ろ向きのまま自殺を企てた。しかし、いざとなるとやはり怖い。

だから彼は、死ぬ恐怖を克服するために、
エイッ！

とビルの屋上の床を蹴ったのだ。

この人は防護柵の外側に立っている。

外側に立って、顔を家屋側、背中を道路側に向けている。

そこまでの状況は同じだ。

それまでの検死では、その状況からあやまって転落したことになっている。

しかし、ここからが違う。

彼は、背中を外に向けたまま、

いち、

にの、

さん!

で飛び降りたのだ。

あくまでも後ろ向きのままで。

後ろへ飛んで足から落ちる。

自殺の場合、どうしても死のうという意志があるから、前向きにしても後ろ向き

にしても、

エイッ！

と勢いをつけて飛ぶことになる。

後はすべて説明がついていく。

両足で着地する。

着地すると大腿骨の頸部骨折が起き、次の瞬間尻もちをついて背骨、腰椎を折る。首が前のめりにガクッと曲がって首の骨が折れ、エビみたいに大腿部に胸を折り畳むようにして打ちつける。

そして反動で頭が振られて仰向けに倒れる。

後頭部はゆっくりとパタンと着地するので大した外傷は起きない。

以上だ。

このことを裁判所に意見書として提出した。

結局、この事件は私の意見が通って、自殺であるということで保険会社が勝訴した事例だった。

前の項でも書いたが、私たち監察医は、どちらかの味方をする職業ではない。死体が語る真実を代弁するのが仕事なのだ。死体がいいことをしたらそういうべきだし、よからぬことを企てていたら、それもまた伝えるべきなのだ。死者の人権はそうやって守られるべきものだ。

死体は真実を物語っている。

嘘をつこうとしても、きちんとした死体所見がそれを拒否する。

「私は、家族の生活が楽になるために保険金がほしかったのです。そのため作業中、事故に見せかけてお尻からロープを越えて落ちました。しかし、私は、やはり死ぬのは怖かった。だから、エイッと後ろ向きのまま地面を蹴って飛び降りたのです」

そう死体は語っているのだ。

彼は残された家族が幸せになれるようにと、エイッとビルの屋上を蹴ったのだ。

そのときの彼の気持ちを想像すると胸が痛む。

彼の間違った愛が切なく胸に響いた事件であった。

お金と引き換えに失った両足

お金に目がくらむというが、くらみすぎだろうと思うような、まったく解せない事件をたびたび検死した。

お金で買えないものはないと過日逮捕されたある社長が言って顰蹙《ひんしゅく》を買ったのが記憶に新しいが、まったく人ごとながら、そんなことをしてなんになるのだろうと不可解な心境になることが多い。

人には、お金よりももっと大切なものがあるだろうと。

ある中年の男が、踏切を渡っていたときに起きた事故だった。

渡り終えない間に、遠くに見えていた電車があっという間に大きく見えた。慌てた男は、レールにつまずいて倒れた。

もともと男は、冬の山歩き、いわゆる冬登山で凍傷を負って足の指を何本か失っていて、歩くのが少し不自由だった。

それが関係あったかどうか、いずれにせよレールにつまずき、倒れて両下肢を電車に轢過されてしまった。

踏切のすぐ脇に病院があったので、そこへ担ぎ込まれて手術を受け、幸い命に別状はなかった。しかし、命は助かったものの、足首と膝頭の間くらいのところで両足が同じ高さで切れてしまうという両足切断の重傷を負ってしまったのだ。

男は、その事故のあと、保険会社へ保険金を支払ってくれと請求した。

保険会社は、「お気の毒でした」とすぐに保険金を支払うことはなかった。

事故後、いくつか不審な点が見つかったからだ。

調べてみると、男が経営していた事業がうまくいっておらず、赤字を抱えていたことが明らかになる。

しかも保険に入って半年くらいしか経っていない。

もちろん男の側からすると、それはまったくの偶然ということになる。

双方の言い分は平行線をたどり、保険金の支払いをめぐって民事裁判で争われることになった。

結局、裁判所は、足が不自由だったために踏切を渡り損ねて転んでしまい、そのときに両足を轢かれたための事故であるので、損害保険金は全額支払われるべきだという判決を下した。


その判決を不服とする保険会社側が、私のところへ相談に来た。

「この現場の状況から、本当に転んで両足を切断した事故なのでしょうか」

その点についての再鑑定を依頼された。

私は事故状況の写真などをつぶさに観察した。

判決によると、男は走って来て転んだとされている。

運動会で子どもが転んだときのことを想像してもらえばわかりやすいが、走って来て転ぶと、普通は膝《ひざ》っ小僧を擦りむくことになる。

それから顔を反射的にかばおうとするので、両手にも同じような擦過傷ができる。

だから両手に擦過傷があれば、顔に傷がなくてもおかしくはない。顔をかばったために顔の負傷を免《まぬが》れたと判断できるからだ。

あるいは手ではなくても、その近くの腕のところに擦過傷ができたりする。

また、いまの子どもは咄嗟にはかばい手が出ず、顎《あご》とか、おでこを怪我《けが》するものもいるが、いずれにせよ、それが走って転倒したときにできる傷だ。

しかし、この男の場合、手の周辺に傷がまったくなかった。

ただ、そこではなく頭頂部、つまり頭のてっぺんに傷があった。

裁判のとき、その点についてどう説明がなされているかというと、以下のようなものだった。

「手足に傷はないが、頭は転んだときに打った。そのため脳振盪《のうしんとう》を起こして意識不明となり、両足轢断という結果になったのだ」と説明していた。

しかし、これはどう考えてもおかしい。

というのも、人が転んだときに頭頂部を打つには、首をものすごく前屈させた状態で転ばなければいけないからだ。

走ってきて転んだ人が、そんな前屈状態で頭頂部を打つはずがない。

そこにまず疑問が生じた。

では、どのような状況で転び、頭を打ち、両足を切断するにいたったか。

私は、レールの上に両足を揃えて故意にのせ、走ってきた電車の車輪にその両足を轢断《れきだん》させたのではないかと考えた。

なぜなら、まず第一に、先に述べたように男の体にはどこにも転んだ傷がない。

しかも現場は、ちょっとした盛り土があり、歩道よりも二〇～三〇センチ高い場所にレールが二本走っている。そこでもし前のめりに転んだとすると、頭と胴体部分は、盛り土の低い位置にあるから、レール上にある足は挙上することになる。

しかし、その場合、腹這《はらば》いに倒れていて、上半身が盛り土の低い位置にあるので、腕立てをするように腕で支えないと両足はレールと接触している状態にならないのだ。

なぜレールに接触することが必要なのか。

もしレールの上に足が挙上していれば、両足は電車の排障機などに当たってはね飛ばされてしまうはずだからだ。

しかし、彼の両足は膝下の同じ位置で轢断されている。

彼の両足が同じ高さで轢断されるには、両足が平行に伸びた状態であるときに列車が通過しないといけない。

そうなるためには、低い位置、つまり盛り土より低いところにある上半身を腕立てで起こし、さらにレールに足を平行に揃えてのせ、待ち構えていないと論理的には成り立たないのだ。

したがってその時点では頭部打撲による意識不明はなかったと思われる。

しかも轢過されたときに、はね飛ばされたとすると、現場の脇には変電の機械ボックスがあったため、頭頂部がそこにぶつかって怪我をする可能性は高い。

つまり、轢過後に頭部打撲は生じたものである。

だから故意にやった可能性のほうが高いと私は判断した。

結局、あくまで過失ではないという私の意見が通った。

しかし、そのときの彼の姿を想像するとやりきれない思いにもなる。

彼は、転んだふりをして、腕立てふせの要領で腕を立て、両足を揃えた無理な格好のまま、電車が自分に向かってくるのを待っていたのだ。

それでいくばくかのお金をもらったとしても、不自由な足での生活が待っているのだ。

彼が両足と引き換えにしてまで得ようとしたものは、いったいなんだったのだろうか。

2章

死因がようやくわかった

窒息死体が密かに語った

ある地主の一人娘が、家の近くにあるコンビニエンスストアでアルバイトをしていた。

店長は四〇代の独身の男で、彼女をいたく気に入ったらしい。

結婚したいと言って、つきまといはじめる。しかし彼女は店長を好きではなかったので、申し出を受け入れることはなかった。冷たくされると余計に燃え上がるのは人間の性《さが》なのか、彼の思いは募るばかりだった。

そうこうしているうちに数年が経ち、ある日、その娘さんが自宅二階の自室で亡くなっているのが発見された。

発見者は母親で、警察に届けられ、検死になった。

窒息死したようにも見えるが、よくはわからない。この娘さんには軽い喘息《ぜんそく》の持病もあったらしく、病死なのか事件がらみなのか、いまひとつはっきりしない。

そこで、とりあえず犯罪を前提とした司法解剖を行ったほうがいいとの判断になり、ある大学で司法解剖を行うことになった。

解剖の結果、窒息死と判断された。


窒息死とひとくちに言っても実は三つのパターンがある。

一つ目は他殺によるもの。他人に首を絞められた絞殺《こうさつ》や扼殺《やくさつ》をいう。

二つ目は自殺によるもの。自分で自分の首を紐でぎゅっと絞めて死ぬ自絞死という窒息死だ。

三つ目は気管支喘息の発作で呼吸困難になって死ぬという病死がある。

このように同じ窒息死といっても、他殺、自殺、病死という三つのパターンが考えられるのだ。

ではこの被害者の場合、そのどれに当てはまるのか。

解剖に立ち会った捜査官は、執刀したドクターから、

「私は現場を見ていないので、その三つのうちのどれかは、警察の捜査によって決めてください」

と言われたのだそうだ。

窒息ではあるが、他殺か、自殺か、病死かわからないと判断を預けられた担当捜査官は、途方に暮れてしまった。

つまり、あらゆる可能性があるということなのだ。

あまりにも漠然とした執刀医の答えだったので、担当刑事は困って私のところに相談の電話をかけてきた。その刑事は、私が何年か前に警察学校で教えた男で、とても優秀だったのでよく覚えていた。

「じゃ、資料を持っていらっしゃい」

そう誘うとすぐに飛んで来た。

「どうなんでしょうか」

と聞いてくる彼に向かって、私は言った。

「じゃ、三つのパターンについて一つずつ検証してみましょう」

まず気管支喘息の発作による窒息死という病死の可能性について検証した。

喘息というのは、呼吸運動で息を吸うことはできるが吐くことがうまくできない状態のことをいう。喘息で苦しくなるのは、吸った息を吐けないからだ。

細い気管支が痙攣《けいれん》して、吸い込むことはできても、それを外に出すことができない。だから解剖して胸を開けると肺がパンパンに膨らんでいて、肺を取り囲んでいる肋骨と肋骨の間に肺がめり込むように凸凹の形になっている。

肺にメスを入れると、風船が潰れるみたいにシューッとしぼんでしまう。

「解剖に立ち会ったとき、肺はそういう感じだったの？」

と聞くと、

「いや、そういう肺ではありません」

と彼は答えた。

「だったら病死の可能性は否定できたじゃないの。気管支喘息の発作で死亡した人を解剖している人だったら、すぐわかるよ。まず病死は否定できたね」

それで私たちは、今度は自絞死の可能性を検証してみた。

自分で紐を首に巻いて引っ張る。呼吸ができないからやがて意識を失って手を離す。

その離したときに結び目が開いて緩めば息を吹き返してしまう。

だから、ぎゅっと絞めて、一気にかた結びで緩まぬようにする。すると、手を離しても固く絞まったままだから死ねる。

これが自絞死になる。

「第一発見者のお母さんに、そのような紐が首にあったか確認してみてよ」

そう彼にうながすと、即座に首を横に振った。

「いや、私が駆けつけたときも、首には何も巻きついた物はなかったですし、痕もありませんでした」

「そうなの。それならば自絞死、すなわち自殺による窒息死の可能性も消えたわけだ。残るのは他殺だけだよ」

そう私が言うと、彼は他殺だけは絶対にあり得ませんよという顔をしながら口を開いた。

「先生、他殺は無理ですよ。だって家の戸締りはきちんとされていたのですよ。とても忍び込めるような状況ではないんですから」

そして彼は、彼女が亡くなった家の状況を私に説明しはじめた。

昔ながらの旧家で、大きな玄関がある。玄関を入ると、すぐ目の前に大きな昔風の階段があって、そこを上らないと事件があった二階へは行けない構造になっている。

実際、警察官も試しにその階段を上ってみたらしい。

しかし、階段を一段、一段、上る度に、ギギギギィ、ギギギギィとものすごい音がするのに、警察官も驚いたようだった。

大きな音をたてて上った二階の廊下の右側には襖《ふすま》があり、部屋には両親が寝ている。

その左側の障子《しょうじ》張りの部屋で娘さんは殺されていたのだ。

階段を上り下りすれば、ギギギギィと音がする。一階の階段近くにはおじいちゃんとおばあちゃんが寝ている。

年寄りばかりで深い眠りに就いていないから、なおさら目が醒《さ》めるはずだ。

そのような状況から考えると、他殺の線は極めて考えにくい。

それが、相談に来た警官の見解であった。

「だから、そこで人を殺して逃げ出したというような完全犯罪は、先生、とうてい無理ですよ」

そう彼は強く否定した。

「しかし実際はここで死んでいるんでしょう。でも、いま確認したように自殺はない、病死もない、残るは他殺しかない。死体は〝私は殺されました〟と言っているよ。状況には嘘が隠されていることもある。しかし死体は決して嘘はつかない。他殺の線で、もう一度よく調べてみなさい」

「わかりました」

そのときは渋々といった雰囲気を残しながら彼は私の家をあとにした。

それから一カ月後。

店長が逮捕された。やはり他殺だったのだ。

その警察官の大金星となった。

結局、こういう経緯だった。

犯人はストーカーとして彼女につきまとっている間に、ちょっとした機会に彼女のハンドバッグから鍵を持ち出し、店のコピー機でその表と裏をコピーした。すぐに彼女のハンドバッグに鍵を戻したので、この間、ものの五分もかからなかったという。

そして表と裏を張り合わせたものを合鍵屋に持って行き、鍵を作らせた。

真夜中に全員が寝静まった頃、玄関から入って行った。二階の廊下の左側に彼女の部屋があるのは知っていた。

二階へ上がろうと階段の真ん中を踏んだらギギギィと音がしたので、犯人は慌《あわ》てて、階段の端の支柱を上って行った。そうしたら音がしないで上がれたのだという。

鼻口部を布団の上からおさえて窒息死させた後、親が階下のトイレに行ったので身をひそめ、寝静まったことを確認し、また階段の端を使って下り、玄関の鍵をかけて逃げたのだそうだ。

いろいろな事例を扱ってきたが、窒息の三つのパターンを分析して事件を解決できたのははじめてであった。


最近はこの手の犯罪が増えてきた。

一方的に相手を好きになって、受け入れられないとしつこくつきまとい、あげくのはてには殺害してしまう。この事件も、彼女が近々結婚すると知って、他の男に彼女がとられてしまうのは、どうにも我慢ができないというのが殺害の理由だという。

しかし、それを好きで好きでたまらなかったとは言わないだろう。

被害者にとっては、まったくたまらない。犯人のあまりに自分勝手な愛としかいいようのない話だ。

白骨化死体かミイラ化死体か

たとえばあなたの家から二通りの死体が発見されたとする。

かなりの衝撃をあなたに与えることになるはずだ。

しかもその二通りの死体の一つが白骨化していて、もう一つがミイラ化していたとしたらどうだろう。

たいていの人が、そこになんらかの意図を感じるのではないか。

〝事件のにおい〟とでも言えばいいだろうか。

普通に考えると、同じ家にある死体が白骨化とミイラ化という別な状態で発見されることはまずない。

やはり何か犯罪に巻き込まれてしまったのだろうか。

そう考えて当然だ。


一軒の家から五つの遺体が発見された。

それだけでも十分にショッキングな事件であったが、輪をかけて関心を引いたのが、以下の点だった。

遺体のうち、三体は白骨化していて、二体はミイラ化していたのだ。

同じ場所から発見されたのに、どうして白骨化した死体とミイラ化した死体とに分かれるのか。

極めて不自然な状態で発見された五体の死体。

その不思議さから、その理由をめぐってマスコミをずい分と賑《にぎ》わす事件となった。

マスコミ各社は、いろいろな知識人や大学の教授などいわゆる識者にその理由についてのコメントを求めた。しかし、そのどれもが、言っていることが難しくてはっきりわからなかったらしい。

そんな中、私のところへ取材がまわってきた。

「先生はこの事件をどう思いますか」

私の答えはきわめて簡単だった。

「死亡時期の差でしょう」

「死亡時期ですか？」

「そう。死亡時期の差ですね」

よく使われる死亡推定時刻ではない。

死亡推定時期が問題なのだ。

夏に死んでそのまま放置された死体は、暑さによって腐敗がどんどん進み白骨化してしまう。一般的に言って、二、三日経てば体が腐ってくるし、それを嗅ぎつけたハエが飛んできて卵を産みつける。

そして二四時間後には蛆虫《うじ》になって体を食い荒らす。

ただ、蛆がわく状態を腐敗だと思われがちだが、決してそうではない。蛆がわかなくても腐敗状態にはなる。

どういう状態を腐敗かというと、最初は自家融解《じかゆうかい》である。

消化器系の消化液は、生きているときは酵素が働いて自分自身の体を消化するのをブロックしていて、食べた内容物だけを消化する。

ところが死んでしまうと、ブロックするものがなくなるために胃酸は胃壁自身を、腸の消化液は腸壁自身を消化することになる。

つまり単純な化学反応で消化液は自分自身を消化してしまうことになる。

よって死体は、最初に消化器系から腐敗が進行する。

それから今度は死後の変化として、組織が崩れてタンパク質が融解していくことになる。

自分自身の細胞もタンパク質の融解によって崩れていく。温度が高いとその速度もずっと速くなる。

最初に起きる自家融解と、そのタンパク質の融解とが重なり、その中に雑菌だとか大腸菌だとかいろいろなものが加わって人間の組織を食い荒らしてしまうのだ。

そのうちに今度はハエがやって来て卵を産みつけて蛆虫がわく。

そういう感じで、夏場は腐敗の進行度が速い。

最終的には、四、五日から一週間で白骨化してしまう。夏場に、漁港の近くで食い荒らされているような状態の魚を見たことはないだろうか。蛆がわいていて骨だけみたいになっている。ああいう感じに夏場の死体はなる。

ところが、冬に死んで同じように放置された死体は、そうはならない。それも夏に放置されたのと逆の理由からだ。冬は、寒さによって、なかなか腐敗が進行しない。そのうちに乾燥がはじまってしまうのだ。

では乾燥して腐敗がなかなか進まないとどうなるか。

前述したタンパク質の融解が遅れることになる。

冷蔵庫に物を入れると腐らない。あれと同じように、タンパク質の分解が遅れ、融解がはじまらないのだ。

そのうちに水分が失われ、乾燥がはじまる。

乾燥のほうが強いとミイラ化の状態になる。スルメになるのと同じように、腐らないで保存され、水分が失われてミイラ化する。

乾燥とは水分が失われることだ。もちろん夏場でも失われる。ただ腐敗のほうが早いから、それが逆転現象を起こすというふうに考えればいい。

たとえばコップに水を入れておけば、蒸発していつの間にかなくなってしまう。六〇パーセントの水分が徐々に五〇パーセント、四〇パーセントと減ってきて、体がしわしわになっていく。

だから冬山で遭難した人たちの死体はだいたいミイラ化している。それは結局、寒いところにあって風通しがいいからミイラ化するというふうに考えればいい。「そこに山があるから」で有名なジョージ・マロリーの死体も山の頂付近でミイラ化していた。

以上のような理由から冬場に死んだ人はミイラ化して、夏場に死んだ人は腐敗を経て白骨化することになる。

私はそう説明した。

簡単で明快な理由なのだ。

しかし、ではなぜ五人の大人がそういうふうな死にいたったのか。

たとえ理屈ではわかっても、現実に即して考えると実に不思議なことだ。

それは、死亡時期の違いというものとは、まったく別次元のものだ。

もう一回、整理してみたい。

夏に死亡したのが三人。

そして冬に死亡したのは二人。

しかも同じ家の中に五人の遺体はあった。

ということは、夏に死亡したほうか、冬に死亡したほうのどちらかが、半年近く、死体を目の前にして生活、あるいは生き続けたことになるのだ。

先に死亡したのが夏の三人だとすると、冬に死亡した二人は、白骨化していく三人の遺体を目の前にしながら秋を迎え、冬まで生きていたことになる。

逆に、先に死亡したのが冬の二人だとすると、残された三人は、ミイラ化していく二人の遺体を目の前にしながら春を迎え、半年近く生活し、夏場に自分たちも死んでしまったことになる。そして彼らの死体は高温にさらされ白骨化していくことになる。

いずれにしても、一軒の家の中で、異様な光景が繰り広げられたことは想像にかたくないだろう。

なぜ、そのようなことが起きたのか。

私は、死を認めない人たちが共同生活していたのではないかと考えた。

やがて彼らは蘇《よみがえ》ってくると、そんな死に対する宗教的な特別な概念を持った人たちが、その家の中で集団生活を送っていた可能性だ。

そう理解すれば、一家皆殺しの事件ではないし、強盗殺人事件でもない。

そして一家心中でもないということがわかる。

私が説明すると、ディレクターは深くうなずいて帰っていった。

そして、テレビ放映から数日後、私が解説した通りの真相が報道された。


それにしてもだ。

その半年を想像するだけで、ちょっとやりきれない気になってしまうのも事実だ。

たとえば冬に、先に二人が死亡したとする。

残されたものは三人。

彼ら、彼女らは、おそらく先に亡くなった二人を愛していたのだろう。

愛していたからこそ、その死を認めなかった。

認められなかった。

死体を前にして生活をする。

愛していた二人はやがてミイラ化していく。

その過程を目の前で見た三人は、やがて自らも力尽き、亡くなる。

暑い夏の空気の中で、三人の死体はあっという間に腐敗が進み、やがて彼らの死体は白骨化していった。

やるせない事件であった。

第四の理由

工事現場の高いところから墜落して死亡。

普通に考えれば、足を踏み外してしまったのかとなる。

しかし、私の著作を読んでおられる方ならおわかりだと思う。

もちろんそう簡単に断定できるものでもない。

ある工事現場での話だ。ビルの上で工事をやっていた。その作業中、かなりの高さから一人の男が落ちた。遺体には、墜落外傷があった。

たしかに墜落には間違いないが、どういう原因で落ちたか、それを究明することになった。

作業中にあやまって落ちたとすれば、もちろん労働災害が適用されて、日当の千日分の補償金が出ることになっている。だから一日一万円で働いていれば、計一千万が支払われることになる。

ところが仕事中に自らの意志で飛び降り自殺をはかった場合は、労働災害にならない。

そのために、事故なのか自殺なのか、原因究明が必要になってくる。

ただ、この問題がややこしいのは、事故でもなく自殺でもない第三の可能性があるという点だ。

病気が原因で眩暈《めまい》が起き、現場からふらふらと落ちてしまうこともある。実際、作業の途中、病気の発作を起こして亡くなる人も結構いる。

ただ、その場合も自殺と同じように、事故ではなく病死扱いとなって、労災扱いにはならない。

あくまでもその工事をやっている仕事の流れの一環として事故に遭って死亡、という理由がないと労災は適用されないのだ。

ただ、病気の発作で落ちた場合は、労働災害の保険はもらえないが、監督者が責任を問われることもある。

使用者は、あらかじめ働く人間の予期できうる危険を回避する義務がある。

重大な心臓発作とか心臓疾患とかをきちっと把握しないまま働かせて事故にいたったり、発作があるのを見逃し、その発作のために墜落したり、溝に落ちて溺れて死んだりすることが起こりうる危険な職場で働かせてはいけないとされている。

そういう病癖を持った人には事務をやらせるとか、安全な場所で作業をさせなければいけない。

だから病的原因で落ちた場合には、管理者が責任を問われる。

いずれにしても、なぜ現場で落ちたか、その原因を警察は詳しく調べる。

それによって責任の所在も変わってくるし、保険をどう支払うかもかなり変わるからだ。

この事故の場合は、いったいそのどれにあたるのか。

いま述べたように、事故なのか、あるいは自殺なのか。

病気という可能性だって同じようにある。

死体を見せてもらった。

死体には墜落外傷しかなかった。

「着衣はどうですか」

私は、その死体の着衣を念入りにチェックすることにした。

アンダーシャツ一枚で作業をしていたらしく、汗をびっしょりすっている。工事現場だからうなずけるものだ。

その背中の部分をチェックしていたときだった。

「こ、これは」

私は思わず叫びそうになった。

なんと、彼のアンダーシャツの背中の部分に、地下足袋《じかたび》の跡があったのだ。

「これは、もしかしたら後ろから蹴飛ばされた可能性があるんじゃないですか。詳しく調べたほうがいいですよ」

検死を終えた後、私はそう指示をした。

警察は、背中の地下足袋の跡を根拠にしてもう一回捜査をやり直した。
それで真実がわかった。
仲間同士の喧嘩《けんか》の末、ビルの上から突き落とされたのだった。
「あれ持ってこいよ」
「何言ってんだ」
そういうことのはてに喧嘩になったらしい。
地下足袋が事件を解決してくれたのだった。
事故でもなかった。
自殺でもなかった。
そして病死でもなかった。
彼は、第四の理由で亡くなったのだ。

この死体のように高いところから背中を押されて落ちて亡くなった死体と、自分の意志で落ちた場合とでは死体所見が異なる。
不意のときと自分の意志のときとは違う。

だから、それが死体所見にあらわれるものだ。

あやまって足場を踏み外して落ちてしまったときのことをイメージしていただきたい。

肩に板材か何かを持って足場のあるところを歩いているとする。

そのとき足場を踏み外して落ちる。

その場合と、一応板材を肩に持ってはいるが自分の意志でボーンとそのまま落ちてしまう場合と。

その詳しい違いについては前述したのでここでは繰り返さないが、いずれにしても、はっきりとした違いが出る。

しかし、これが問題なのだが、工事現場ではそう単純に言えないこともまた多いのだ。

工事現場は、たいてい地面に資材がたくさん置かれてあって、ぐちゃぐちゃな状態になっている。そこに落ちてしまう。すると、死体についた傷が、どの時点でついた傷かわからなくなってしまうのだ。

落下した場所に草が生えていた場合と、板などが置かれていた場合とでは、死体の傷にも違いが出てくる。そのため意志を持って落ちたのか、不意に落ちたのかの判断も極めて困難になってしまうのだ。

実際そういうところに落ちて死体所見が複雑で書けない状況は意外に多かった。ただ、今回の事件の場合、アンダーシャツの背中に犯人を解く鍵が残されていたので、判断できたのだった。


以前は、工事現場で起きる事故は多かった。昔、建設会社の人に聞いたことがあるが、かなりの人が実際、事故で亡くなっていたようだ。

しかし、いまは以前に比べると確実に減ってきている。

警察から工事の中止命令を下されたりして、事故を繰り返さないよう、きちんとした足場や手摺りをつけたりする努力を行うようになったからだ。

そういう過去の事故の犠牲の上に、事故は減ってきている。

昔の工事現場といまの工事現場では、恐怖を感じる度合いが違うという。

逆に言えば、安全性が高まったいまのほうが、工事現場での偽装自殺もしにくくなったといえるだろう。

知りすぎてしまった不幸

ピストル強盗とひとくちにいっても、その手口は犯行によって大きく異なる。とくに検死し、さらに解剖をすれば、その犯行がプロによるものか、そうでないのかが如実《にょじつ》にわかる。

それを見分ける鍵とはいったいなんなのか。

もう一〇年以上も前の話になる。東京近郊のあるスーパーでその事件は起きた。夏休みに入ったばかりのある暑い夜のことだった。

ピストル強盗が閉店後の事務所に押し入ったのだ。

そのスーパーでは、夜の九時にお店が終わると、女性の店員さんが、その日の売上金である現金を持って外階段を上る。二階の事務室に入り、部屋の奥に設置されてある開いたままの空金庫に現金を入れ、扉を閉めた後、ダイヤルを回す。

金庫は、いったん扉を閉めてしまうと、閉じた貝のように開かなくなる。彼女の一日の仕事はそこで終了する。

金庫を閉じる任務だけで開け方を彼女は知らない。

開けるのは社長だけである。

翌朝、出勤してきた社長が、金庫のダイヤルの数字を合わせて取り出し、銀行へ持っていくのだ。

そのスーパーでは、そういうシステムが組まれていた。

ひらたくいえば、彼女は、どうすれば閉じた金庫の扉が開くのか、その方法をスーパー側からいっさい知らされていなかった。

その開け方は文字通り、トップシークレット。

社長しか知らない秘密事項となっていたのだ。

事件が起きた日も、数時間前まで夕食の買い出しに訪れた買い物客たちの喧騒《けんそう》も嘘のように静かになった夜の九時。いつも通り女性店員が、アルバイトの女子高校生の二人と一緒に、その日の売上金である五〇〇万円近くの現金を持って外階段を上っていった。そしてこれもまたいつものように事務所に入り、金庫にお金を入れた。

「バタンッ」

金庫の重い扉が鈍い音をたて、ダイヤルを回したときだった。

「金を出せ！」

どこに隠れていたのか、彼女たちの背後にピストル強盗が立っていたのだ。

そう脅すが早いか、犯人は二人のアルバイトの女子高校生をフロアに座らせ、ガムテープで縛りあげた。

「おとなしくしろ。いいな、静かにしてろよ」

そう念を押して、犯人は女性店員の後頭部に銃口を突きつけた。

「早く開けろ」

背後から犯人は女性店員に迫った。

前述したように、店員さんは金庫に現金を入れて鍵を締めるだけで、開け方は知らない。

たったいま、金庫の扉は鈍い音を残して閉まったばかりだ。

そのトップシークレットで厳重な管理体制が、この場合、逆に災いしてしまったというべきか。あと少し早く犯人が声をかけていれば、あるいはどうにかなったのか。

いずれにせよ、金庫の開け方は翌朝出勤してくる社長しか知らない。

もちろん犯人がそういう店の内部事情など知る由《よし》もない。彼女は後頭部にピストルを突きつけられ、言葉すら出せない極限の緊張状態に陥っていた。

「私は、開け方を知らないんです」

と口をついて出てこない。

それは、単純な恐怖からなのか、あるいは知らないと口にすることで犯人が激昂《げっこう》するのを防ごうという心理が働いたのか。

彼女は恐怖でただガタガタと震えながらダイヤルをむやみに回しているだけだっ

た。当然のことながら、金庫は開かない。時間は刻々と過ぎていく。それを犯人は彼女の時間稼ぎと誤解してしまったのか。犯人のイライラもまた募るばかりだった。

そのときだった。

「ガサッ」と背後で物音がしたのだ。

犯人が振り返ると、ちょうど後ろ手を縛られていた女子高校生の一人がガムテープを剝《は》がして逃げるような動作をしているのが視界に入る。

彼女は犯人に見つかり、恐怖で動けなくなってしまった。

犯人は、フロアに座ったままガタガタと震えている女子高校生二人の頭を、後ろからバーン、バーンと一発ずつ射抜いて即死させた。

その音を聞いて、今度は店員さんが逃げようと反対方向に走る。

「逃げるな！」

犯人の強い言葉に思わず立ち止まって、彼女は後ろを振り返った。

その瞬間、おでこから後頭部に弾が突き抜けたのだ。

ストンと尻もちをつき、壁に寄りかかって痙攣《けいれん》をしている女性店員に犯人は近づいて、後頭部から顎にかけてもう一発射抜いて即死させた。

そして、すぐに犯人は自ら金庫を開けようとダイヤルをガチャガチャと回してみたが、扉は動かない。

犯人は、お金を盗《と》れないいくやしまぎれにピストルを鍵に向かって一発撃った。その場所は少しへこみ、弾は反対の方向へと飛んでいった。

この間、時間にしてわずか一分か二分。極めて短時間に、この地域一帯に合計五発の銃声がこだました。

女子高校生二人に一発ずつ、それから店員さんに二発、金庫に一発撃った音だ。たまたま外を通りかかった人が、バン、バ、バーンという五発の乾いた銃声を聞いている。

金庫を開けるため、この場でもたもたしていると、銃声を聞きつけた近所の人が集まってくるかわからない。実際、付近の住民はこのとき事務所へ駆けつけている最中であった。

焦《あせ》った犯人は、結局は一銭も盗らずに姿を晦《くら》ました。

そして、その銃声が聞こえた一〇分から一五分ほど後、近所の人が集まってきて、恐る恐る二階の階段を上がって事務所の中を覗《のぞ》いてみると、三人が血だらけで死んでいた。

そういう状況だった。

犯人は未だに捕まっていない。

その事件の直後、私は現地に赴き、解説をさせられた。

そのときの私の法医学的な見解は以下のようなものだった。


犯人は、短い時間に三人を即死させている。

これはおそらく相当な銃の使い手であろう。

普通の人は、弾が頭を通過すればみんな即死だと思っているが、実はそうではない。

弾が頭部を通過しても、死ぬ場合と死なない場合とがあるのだ。

脳幹《のうかん》という脳の中心を弾が通れば即死する。なぜなら、脳幹という場所は心拍動や呼吸や消化吸収など自律神経系の中枢を司《つかさど》っているからだ。

生まれてから死ぬまで心臓は動き続け、呼吸をし続ける。

意識不明で寝ていても、呼吸し心臓は動いている。そういうオートマチックな自律神経の中枢が脳幹にある。

逆に言えば、そこを射抜かれてしまうと人はひとたまりもない。

一方、それ以外の脳の部分を弾がよぎっても、意識は失うが必ずしも死ぬことはない。

この違いがある。この事件の犯人は、わずか数分の間に、弾を三人の被害者の脳幹を貫通させている。

これらのことを鑑《かんが》みると、犯人は中途半端な銃の使い手ではないと判断できるのだ。

戦争体験があるとか、外国でしょっちゅう殺しを請け負っているとか、トレーニングされた人物が犯人だという考え方が妥当だ。

しかし、泥棒に関しては素人。

それが私の下した犯人像だった。

もし彼が泥棒のプロであったとすると、わざわざ人がいるところへ、のこのこ押し入ったりはしない。誰もいない時間帯を念入りに調べ、金庫を開けて金を盗んでいく。そういうやり方を行うのが盗みのプロの犯行だろう。

この事件の犯人は、銃はプロ級の使い手だったが、盗みは素人だったので、わざわざ人が出入りしているところで「金を出せ！」と迫ったのだ。

しかも、一銭も盗れないのに三人もの貴い命を奪っている。極めて冷たい感情をあわせ持っていることがわかる。

それらを総合的に判断すると、犯人は日本人ではないのではないかという推測が成り立つのだ。

日本人でこれだけの銃のプロはなかなかいないし、命に対する価値観も、日本人のそれと照らし合わせてみて、あまりに薄い。しかも、未だに犯人が捕まっていない。少なくとも犯人は日本の国内にはいないと考えた。

私は、マスコミの取材に対し、解剖学で使う脳の絵で説明をした。

つまり脳のどこを弾がよぎれば人間は即死するかという話だ。
二、三分という短い時間に三人を殺して、しかも即死である。
これは決して偶然ではない。普通は頭蓋骨をよぎって弾が抜ければ死ぬと思っている。そういう中途半端な知識ではない。

とくに店員さんは、「逃げるな」と脅されて逃げる途中、振り返った際に、おでこから後頭部に弾が抜けている。そこではまだ死なないで痙攣を起こした状態だった。

それから犯人は、壁に寄りかかっていたところを、さらに近づいていって、後頭部から顎に向かってもう一回発射して即死させているのだ。

ということは、どこを弾が通れば死ぬかということをきちっと知っている、即死させる場所をきちんと知った人間の犯行だと判断できる。

だから前述したように、どうしても戦争体験や、あるいはマフィアでそういう訓練を受けているような、日本人とは考えにくい犯人像になるのだ。

私がいままで検死した中でも、それだけ高度な確率で死にいたらしめる犯人は極めて少なかった。

参考までに言えば、ピストル自殺をするときも、脳幹を射抜かないと即死できない。だから、失敗して植物状態に陥ってしまう人もいる。

東條英機が、アメリカ軍が逮捕しにいったときにピストルで自らの頭を撃ったが、死ななかった。それもそういうことと関係がある。

ある有名な俳優の場合、猟銃を口に入れ、引き金を引き自殺をした。脳幹を射抜いている。

彼はさまざまなことに精通している勉強家だったということが漏れ伝わってきたから、あるいはそのことを知っていたのかもしれない。

知りすぎることは、ときに不幸を招くこともあるが、いずれにせよ知識を死に応用してはならない。そんな思いをいっそう強くさせられた事件だった。

3章

死体は最後に何を語るか

「あー」か「うー」か

「あー」という言葉を残して、工事現場の高所から落ちる。

「うー」という言葉を残して、工事現場の高所から落ちる。

文字通り、「あー」なのか「うー」なのか。

最後に発した言葉がなんだったか。

実は、その最後の言葉が「あー」だったか「うー」だったかの違いで死因がわかることがある。

感電死というのは、昔は珍しくない事故だった。

普通の病死ではないから当然、検死になる。

多かったのは、裸の電線に接触して感電する事故だ。

電気の専門職ではない作業員が仕事中に手に汗をかく。その濡れた手のまま電線にあやまって触れて感電死する。

感電はどういう理屈で起きるか簡単に説明するとこうなる。

この事故の場合だと、手が濡れているから電流は抵抗なしに人体に流入し、足などから流出していく。

つまり人体を電流が通過する。これが感電である。

言葉を換えるならば、電流が手から入り、人体を通り、足から出て地球（地面）に流れていく。アースされるのが感電なのである。

また、人体を電流が入出する部位には普通抵抗があるから、火傷痕を生ずる。この痕跡を電流斑という。しかし入出部位が水や汗で濡れていると、電流は無抵抗で入出するから、電流斑をつくらないことがある。

電流斑がないと、感電したかどうか検死をしてもはっきりわからないことがある。

その区別をどういうふうにやるか。

それが感電死という変死体の検死方法の一つになる。

「あー」と叫びながら落ちたのか、「うー」と唸《うな》って落ちたのか。

冒頭に書いたように、その声の違いを聞き分けて判断するのも一つの方法なのである。

具体的にいうと次のようになる。

「あー」と声を出すのは、何かに対して驚いたときに発する言葉なので、意識がある状態だ。

一方、「うー」と声を出すのは、心臓発作のような病気の可能性が高い。

心臓発作を起こすと、心臓がきゅーっと締めつけられる。すると、どうしても胸を抱えるようにして「うー」という低い声になってしまうのだ。

つまり外的要因の場合、「あー」という驚きの声を出し、内的要因の場合、「うー」と無意識的な声を出す。

ちょっと想像していただくとすぐに了解いただけると思う。

感電してビリビリビリと体に電流が走ると、「あー」と反射的に声が出る。

ビリビリと体に電流が走って決して、「うー」と唸ることはない。

心臓が苦しいと、「うー」と呻《うめ》く声を出す。心臓が苦しいのに、「あー」という声は出さないものだ。

いずれにしても、体の正直な反応といっていい。

私たち監察医は、そのようなちょっとした変化にさえ敏感でいなければいけない。ある意味、人間の体に繊細でいなければ、つとまらない職業なのだ。

しかし、これは日本人の場合に限るのかもしれない。外国人は、どのような発声をするか私には経験がないのでわからない。いずれ「あー」も「うー」も外国人の反応では日本人のそれと異なる場合が十分に想像できる。

外国人の場合は別として、日本人の場合は、私は、まず周囲の人に、どうだったかを聞くことにしている。

「『あー』と声を出していましたか。それとも『うー』と声を出していましたか」

感電してびっくりしたために高所から落ちた。

でも落ちたからといって、その場で死んだとは限らない。

床面で倒れたときに「うー」と言ったのか「あー」と言ったのかを判断材料のひとつとしている。

もちろん「あー」という声を出して死んでいたときも、解剖して心臓を調べることになるが。

では次に、墜落して地面に叩きつけられて死んだのか、屋上の工事現場で感電死していたのか。

どちらが直接の死因なのか。

その差を、どうやって見分けるのか。

そのために死体に電流斑がないかを探すことになる。

電流斑があれば、感電死ということになる。

電流斑は、電線に触って抵抗があれば、そこに火傷ができるのでわかる。感電というのは、前述したように手から電流が入ったとすると、足から抜けて地中にアースされることをいう。

自分の体をアースして電流が流れるので、入ったところと出たところには電流斑が生じて傷のようなものができている。

検死でそれを見つけることになるのだ。そこが濡れていると電流斑ができないので困るが。

「あー」か。

「うー」か。

人間は咄嗟《とっさ》のときには本音が思わず口をついて出るという。

この件など、まさにその一つの典型ではないかと私は思う。

感電死の不思議な話

カラスが裸電線にとまっている。

どうしてカラスは感電死しないのだろうか。

人とカラスは違うのだろうか。

人とカラスが違うのではなく、電流はカラスを通って地面にアースされないから感電しないのである。感電する状態というのは、前の項目でも書いたが、簡単に言えば、電流が体に入ってきて、それがアースすなわち大地へ抜けていくことを指す。

片足が電線上にあり、もう一方が地面についていれば、そこから電流が大地へ抜けていくので感電する。

よく見てもらえばわかるが、カラスは一本の電線に両足を揃えてとまっている。その状態ではアースされないから感電しないのだ。

しかし二本の電線が平行に走っていて、その二本の電線に右足と左足を跨《また》いでとまれば、カラスも感電してあえなく〝焼き鳥〟になってしまう。電線自体は交流電流で、片方だけ触っても感電しないが、電線をくっつけたらパチパチっと火花が散るように、二本に跨ぐと感電してしまうからだ。

ただ、いまの電線の外側には絶縁体《ぜつえんたい》が巻いてあるから大丈夫であるが、その電線のどこかにキズとかがあったら電流が体に入ってくる可能性はある。

いずれにしても人間が跳び上がって両手で電線にぶら下がり、宙づりになっても、電流は地面にアースされないから感電しない理屈になる。

極端に言えば、足が地面についている状態だと、足の裏がアースの役目を果たすので、家の中でも感電はする。

要は、電流が体を媒介にして地面へ流れていくしくみがあると感電してしまうのだ。

意外なところで感電したりするので、その理由を含め少し書いておきたい。

よく電気工事をする人がゴム手袋をするとか、ゴムの長靴を履いているのを見かけることがあるかもしれない。

なぜ、ゴム手袋をはめたり、ゴム長を履くのか。

これは、実は感電対策なのだ。ゴムは電気を通さない絶縁体であるからである。手か足か一方が絶縁体で保護されれば、電流は人体に入り込まない。つまり地面へアースされないから感電しないのである。

ゴムの長靴を履き、手袋を手にはめて工事をしている。それで触っているからなんでもない。

ゴムは絶縁体だから、長靴は電流を地面に通さないし、ゴム手袋は電流を入れない。私たちもよく炊事場でゴム手袋をはめて洗い物をするが、あれをつけたら大丈夫なのだ。

また、電流にも慣れがあって、普通の人なら感電死しているところを、電気工事をする人の中には、一〇〇ボルトを平気で触っている人もいる。

濡れた手でコンセントなどを触るとピリッとくることがある。あの程度の電源だと普通は死ぬまでにはならない。

しかし、現実には感電死した人は結構いて、何例か検死もしている。それは老人も子どももいるが、抵抗力が弱い人といったほうがいいのだろうか。

それでどういう死体所見かというと、電流斑が出ている。電流斑というのは足と手のように、二カ所に焦げたような痕が残っている。

つまり入ってくる場所と抜けていく場所との二カ所だ。

ただ、触ったほう、つまり入ってくる場所には、結構はっきりとした痕が残っているが、抜けていく場所は、そうはっきりした電流斑を形成しないことが多い。

他にも感電は多い。

凧揚《たこあ》げをしていて、糸が電線に絡まってしまった場合も、感電する危険がある。手で糸を持っていて、足が地面についているからアースの役目をはたすのだ。

コンセントの場合も同じだ。家の中のコンセントでビリビリっとした経験はみなさんおありだろう。とくに子どもの頃はよくあったのではないか。

コンセント自体は差し口が二つある。プラスとマイナスだ。

この二つの両方を触った状態のときにビビっとくる。

雷《かみなり》というのもけっこう多い。

毎年雷で死ぬ人が出てくる。

私も何度か検死をした。

雷の場合、家庭用のそれと違い、ものすごい電流斑がある。つい先日も、ある会社の社長さんの奥さんと娘さんが、雨が降ったからと木の下に雨宿りしていて落雷に遭い、二人とも亡くなられた。実際、木の下は危ない。登山中に雷があると、山は高いし、人間は良導体だから人間に向かってくる。


車の中は安全だという話は、みなさんも聞かれたことがおありだと思う。

一般的にいわれている車の中は安全かどうか。

これは基本的には安全といっていい。

なぜか。

タイヤが絶縁体だから安全なのである。金属は良導体だが、下が絶縁体になっているから電流は入り込まない。たとえばタイヤがなくて、よく廃材としての車があるが、あれは非常に危ない。金属は良導体だからだ。

バイクも下は絶縁体だから大丈夫だと思われるかもしれない。たしかに理屈上はそうなる。

しかし、そこには落とし穴がある。

バイクで豪雨の中を走っている。

タイヤは絶縁体だから大丈夫だ。スピードを上げていく。

目の前に信号が見えてきた。

あっ、赤だ。

ゆるゆるとスピードを緩める。

遠くには雷の音が鳴り響いている。

あなたは信号の前で停車した。

あなたの足が地面につく。

そう、そこで終わりになる。

その時点でバイクは絶縁体でなくなってしまうのだ。

プロファイラー対監察医の推理

未解決事件の話だ。
ある場所で、布団でぐるぐるに巻かれた死体が出てきた。
犯人は、死体を布団でぐるぐる巻きにして、首を刺し、放火して逃げている。
いったい犯人は誰なのか。
どういう類の犯人像が想像できるのか。
ＦＢＩ（米国連邦捜査局）の元プロファイラーと私が、その未解決事件の犯人像を推理する趣旨の番組収録が行われた。

テレビ局の意図は、さしずめ、

「アメリカのプロファイラー対日本の監察医」

といった構図だろう。

アメリカのプロファイラーは、いままでのアメリカの犯罪統計から犯人像を導き出していた。しかし、その統計が日本の現状に適合したデータかどうかはわからない。

布団でぐるぐる巻きにされ、首を刺されて、その後放火されているという事実と、閑静な住宅街にある周辺状況をあわせて考えていくと、ＦＢＩの分析はストーカーの犯行だということになったようだ。

しかも、こういう犯罪に手を染めるのは、だいたい現場から一キロ以内に在住する変質者が多いというようなことも彼は番組の中でコメントしていた。

一方、私は、日本の生活環境とアメリカの生活環境は違うから、そうではないという見立てを行った。

ストーカーというよりは、むしろこそ泥のような行きずりの者が入って来て、物色中に家族に発見されてしまったために犯行にいたったのではないか。つまりストーカーではなく行きずりの者の犯行ではないかと自分が考える犯人像について述べた。

事件が起きたのは、小雨が降る夕方だった。

その家の主婦が夕食の仕度で買い物に出かけるため玄関を出たのを、傘をさして見ている男がいたらしい。

それで男は、いまがチャンスだと思ったのだろう。

忍び込んだ。

一階には台所とお勝手みたいな部屋しかないので、金品は上にあるのだろうとめぼしをつけ、二階へ上がっていった。

すると二階で、運が悪いことに、その家の娘さんと鉢合わせしてしまったのである。

犯人は、主婦が出かけた直後で、まさか他に誰かがいるとは想像だにしていなかったのではないだろうか。

いずれにせよ、犯人は住人と鉢合わせをしてしまう。

お互いにびっくりして、彼女は大声を上げた。

慌てた犯人は、これ以上騒がれては大変だと、寝床にあった布団を彼女に被《かぶ》せた。

「騒ぐな」

と言って足と手を縛った。

そして、さらに口も塞《ふさ》ぎ、おとなしくなったところで、犯人はあらためて室内を物色しにかかった。

すると、被せられていた布団から首を出して、また彼女が騒ぎはじめた。

犯人は焦って、馬乗りになり、首を数回刺した。

頸動脈が切れて出血し、彼女は亡くなってしまう。

頸動脈が切れると、血は首から頭のほうに飛び散る。

犯人は馬乗りになって彼女の胴体の上にいるから、手に少し返り血を浴びるくらいで大した量は浴びない。

結局、小銭しか盗れず、台所へ下りていって手を洗い、火をつけて逃げた。

こそ泥は、誰もいなければ二万〜三万円の小銭を盗んで逃げていく。しかし、家の人に見つかったりすると、びっくりして、顔を見られた不安から相手を殺害する可能性が極めて高いのである。

これが私の見解だった。

アメリカのプロファイラーと私の意見は正反対。真っ二つに割れた。

しかし、もしそのＦＢＩ捜査官がいうようにストーカーが犯人だとすると、たいていは四、五日後には犯人像が浮かんでくる。

だが、あれから一〇年近く経ったが、いまでも犯人はおろか犯人像らしきものも浮かんでこない。

そういうところを見ると、やはり被害者とは無縁のこそ泥みたいな人間が真犯人なのだろうと私はいまでも思っている。

そもそもアメリカ合衆国のＦＢＩのような組織は日本には存在しない。

日本は県警の科学捜査研究所や警察庁の科学警察研究所あるいは捜査一課がその役目を十分にはたしている。刑事や鑑識係が現場から収集したデータを捜査会議で集めて、捜査一課長を中心にいろいろな分析を行う。

それぞれの担当の人間は、お互いの連絡がないので、指紋は指紋だけ、足跡は足跡だけ集めていく。

そういう純粋なデータが捜査会議で検討される。

それを上層部がアメリカのプロファイラーがやるようなことを含めて方針を立てている。

だから、とくにプロファイル部という部署はない。

日本とアメリカ。それぞれの国情にあった組織の形態なのかもしれない。

しかし、いずれにしても最近はこの手の犯行が増えてきている。私の見立て通り、行きずりの人間の犯行だとすると、私がずっと主張している「死体は語る」が、「死体は半分しか語れない」という状況にもなる。

どういう状況で亡くなったかは語れる。

しかし、被害者とまったく関係のない人間が犯人の場合、どういう人であるか死体は語れないのだ。

今回の対決は、番組的には面白かったと評判を呼んだらしい。

しかし、逆に言えば、そういう相異なる二つの組織に犯人像を推測する依頼を行わなければいけないほど、犯人像が特定しにくい事件が増えてきていることの証拠でもある。

私は、凶悪犯罪が起きたとき、よくテレビ局からコメントを求められるが、最近、とみに感じるのが、その後、犯人が捕まりましたと報道されない事件が圧倒的に増加していることである。

そこには、いままでの犯罪のときにあったような、愛憎とか嫉妬《しっと》とか人間が持つ感情がまるで存在しない。つまり加害者と被害者の間に密接な人間関係がない、動機不明の事件が増えつつあるのだ。

サスペンスドラマのような結末

まるでサスペンスドラマにでも出てきそうなシーンだ。

再鑑定を依頼されたときにそう思った。

ある半島で起きた事件だった。

崖の上に駐車場があった。崖から海面までの距離はおよそ五〇メートル。その崖の上から車が落ちた。

崖の途中の二〇メートルほどの部分には岩が突き出ていた。

その出っ張っている岩に車のボンネット部分がいったん突き当たってバウンドし、

大きくはねた。

そのときの衝撃で車のドアが開いた。そしてそのまま波打ち際まで転がるように落ちた。

よくテレビドラマにあるような転落シーンを思い浮かべてもらえばわかりやすいだろう。落ちた車に火がつき、燃えきってしまった。

運転手の姿は見当たらない。

数日後、海から遺体が揚がった。

事故が起きた当初は、駐車をしようとしていて、あやまって転落したという話であった。

それで現場を検証することになった。

すると、崖から三〇センチくらいの縁の部分にコンクリートのブロックが敷き詰めてあり、車止めになっている。しかし、そこからバックするにしろ、あるいは前進したにしろ、乗り越えるということは軽自動車では無理だ。

ただ一カ所だけストッパーのないところがあった。ここへ駐《と》めると、ちょうど車一台分通るくらいのスペースがあって、おそらくここから落ちたのだろうと考えられる。

はじめに考えられていた場所ではないところから落ちているということが現場検証から判明した。

それで、この落ちた場所の二〇メートルくらい真下に岩があって、落ちるとき、いったんそこにぶつかって弾みでドアが開いたのだろう。

それで下まで転げ落ちて燃えた。

そうすると、転げ落ちる間にドアが開いているから、中に乗っていた人は、はじき出されてしまう可能性が高い。

車は激しく燃えてしまっていたためシートベルトは締めていたのか、いなかったのか、はっきりしない。

問題になったのは、これが自殺なのか事故死なのかという判断だった。

それで私のところに、「本当にそうか、事故死で問題ないのか」という再鑑定の依頼がきたのだ。

起きた当初、これは事故死で処理されている。

当時の記録が残っている。

そこにはこう書かれてある。

本件は、車両が崖から転落し炎上しているが無人であった。

つまり炎上した車の中には誰もいなかったのは間違いない。

それから四、五日経ったある日、車の持ち主が現場から四キロ離れた海上で溺死体となって発見された。

その死体は、腐敗が少し進行しているが外傷は見当たらない。


そういう所見であった。

「これは事故死ではなく、自殺だよ」

私は、そう言った。

なぜか。

この車の持ち主である運転手は、崖の上で運転操作をあやまって転落したものではない。

なぜなら持ち主の死体所見に落下外傷がないからだ。

事件の謎を解く鍵は、崖の中ほどにあった岩にある。

車が落下して、途中に出っ張っている岩でバウンドしている。車のドアが開いているのもそのせいだ。

この死体所見から、男はドアが開いたときに弾みで海に投げ出されたのではなく、男は最初から車に乗っていなかったことがわかる。

もし車に乗っていたとしたらどうなるか。

ハンドルを持ったまま落ちていく。

途中、岩にぶつかり車は大きくそこでバウンドする。

手にしたハンドルで胸を打つ。それは交通事故の所見でままあることである。すると当然、そこで腕の骨が折れたり、胸に損傷なりなんらかの外傷がなければおかしい。しかし、死体にはなんの外傷もない。

駐車場から下までは五〇メートルの高さがある。途中でぶつかった岩は、駐車場から二〇メートル下にある。つまり車は、二〇メートル、だいたいビルの六階くらいの高さから落ちたと考えてもいい。

ビルの六階から車が落ちたところをイメージしていただきたい。

そこで運転者は即死するのが普通なのだ。

ましてや死体に外傷がないなど考えられないことだ。それが事故死になっているのは、どう考えてもおかしいだろう。

そういうことから私は、彼は車を崖から落として、自分は別の場所で入水自殺をはかったと再鑑定結果を報告した。

裁判所では私の鑑定が採用された。

サスペンスドラマの崖の上での犯人の独白シーン。よくある最後の場面の代わりに、今回は私の鑑定書があったように思う。

まさに「死体は語る」である。

刃物では殺せない

「机上の空論」といわれる。文字通り頭だけで考えて実践が抜けていることを指す。

私は長年、監察医として変死体がある場所へ赴き、検死をし、解剖を行ってきたから、机上の空論にはならない自信がある。

逆に言えば、現場に赴き、死体を、またその状況をつぶさに見ることがいかに重要かを現場から知った。論文をどれだけ読んでもわからないことが現場をこなすことでわかるようになってくるのだ。

犯人は、一家五人を皆殺しにして、金を奪い放火して逃げた。

焼け跡からは、犯人が犯行に使ったと思われる小刀が出てきた。

しばらくして犯人らしき容疑者の男が捕まった。

容疑者は、焼け跡から出てきたこの凶器で相手のお腹を刺し、背骨にまで突き当たる致命傷を負わせたと自白した。

実際、焼死体で見つかった被害者の背骨には、お腹から刺された凶器の先の傷跡が残っていた。

裁判になった。

検察側は、この小刀で刺して殺したのだと主張した。

しかし、この凶器とされる小刀が、犯行の争点になった。

なぜならば、その小刀の刃渡りが、殺すには短すぎたからだ。

凶器が短すぎて、お腹から刺しても背骨に届かない。

弁護側は、その点を強調し、容疑者も自白は強要されたものであると証言を覆した。

一方、検察側は、これは凶器になり得ると主張した。

いったいこれはどちらが本当なのか。

あるテレビ局から、この凶器について検証してくれという依頼があった。

私は看護学校で解剖学の授業を受け持っていて、人体模型を使って講義をしている。ちょうど殺された人と背格好が似た人体模型があったので、はたして凶器とされる小刀が背骨に届くかどうか実験をしてみた。

お腹から刺してみると、弁護側が主張するように、たしかに二、三センチ届かない。

やはりこれは凶器ではないのではないか。

ここまで読まれた読者の方はあるいはそう考えられるかもしれない。

しかし、そうではない。

実は、これこそが冒頭に述べた机上の空論なのである。

実験しているのに机上の空論とは、どういう意味なのかと思われる方もおられるかもしれない。

あらためて考えてみたい。

届かなかったのは、あくまでも模型の話である。
模型も人体と一緒なのではないか。いったい何が違うのか。
模型は硬いプラスチックでできているが、人間は骨と肉と皮でできている。
そこが違う。
その違いについて、ちょっと想像力を働かせてもらえば新たな視点が生まれてくる。
誰でもいい。
好きな人にしよう。
好きな人を抱きしめるとする。
するとどうだろう。
相手の体はぎゅっと縮まないだろうか。
そう、それと同じことがこの場合も起きるのだ。
刃物を握って勢いよくお腹を刺すと、お腹は外圧でへこむのだ。
プラスチックの模型ではへこまないが、生身の体は押さえるとへこむ。
したがって、二、三センチの差なら、凶器として十分成立する。

理屈だけでやっていたら、たしかに届かないかもしれないが、実際にはお腹がぎゅっと確実にへこむのだ。

私は、目の前で構えるテレビのカメラに向かって、人体模型を前にそのようなコメントをして無事に撮り終えた。

しかし意外なことが起きた。

予定されていた放映が突然、とりやめになったのだ。

「えっ、じゃあ事件が解決したの？」

私が取材をしたディレクターにそう尋ねると、彼は言いにくそうに、

「いや、実は……」

と取りやめになった経緯を説明してくれた。

裁判中だから、それに影響を与えるような放送は控えるべきであるとの趣旨の話だった。テレビでのコメントとはいえ、それだけ的を射た証言だとみなされた証左であるともいえるだろう。

そのように監察医は、犯人が心情的に憎かろうが憎くなかろうが、その人に不利

になろうがなるまいが関係はない。

あくまでも死体が語る真実は何か、それだけを明らかにするのが仕事である。

このような短い小刀が凶器になるのかならないのかの一事が、一つの大きな人権問題に直結してくる。

私たちの仕事は、裁判と似ているようで次元が違う。

事実を明らかにすることと、それが罪になるかならないかは別問題だからだ。

たとえば、もしそれが凶器として成立するとしても、その人が実際にそれを凶器として使ったか否か、その人が犯人だという証拠になるか否かは別問題である。

私たちはいつも死体の声に真摯《しんし》に耳を傾けなければいけないのだが、法医学と法の裁きにはそれなりの違いがあることを思い知らされる。

4章

信頼されるべき医者の裏切り

消せない指紋

事件で象徴的なものといえば、指紋である。

刑事がメモを取っている横で、鑑識の人間が机やテーブルに白い粉のようなものをふりかけている。

刑事ドラマでよく出てくるシーンだ。

犯人探しの基本中の基本になっている。言わずと知れたことだが、同じ指紋がこの世に存在しない事実が、そのよりどころになっている。

しかし、実はこのよく知られた指紋、テレビで見るようなそう単純な話でもない。

表面的ではない知識が指紋に必要なのだが、残念ながらテレビドラマを見ているだけでは、そこまで読み取ることはできない。

そのためかどうか、実にあきれた愚かしい事件が起きた。

某宗教団体が関与した事件の顚末《てんまつ》は、以下のようなものだった。

犯人たちは、被害者側の弁護士を誘拐して殺害した。自分たちの主張を遮る邪魔な存在と考えたのだ。逆恨み以外の何ものでもない。

五、六名で犯行に及んでいるのだが、犯行を成功させることに精一杯で、証拠隠しやアリバイづくりにまで頭が及ばなかったのだろう。

犯行後、彼らは現場に指紋を残してきたことに気づいた。

「指紋を消さなくては捕まってしまう」

そう考えて、彼らはまるで馬鹿げた行動に出る。実際、そのときすでに警察の捜査の手も伸びてきていた。

同じ宗教団体に所属している看護師が、あろうことか犯行にかかわった身内である犯人たちの指紋をペーパーやすりで削り取って証拠隠滅をはかったのだ。

ペーパーやすりで削り取られた指紋はどうなったか。

指先の表皮が削れて消えたのだ。

しかし、当たり前のことだが、状態はまた元に戻ることになる。二、三週間後には、消えていた表皮が復活し、指紋もまたわずかに見えはじめてきた。

このやり方では指紋は消せない。

焦った彼らは、今度は同じ団体に所属する医者に相談した。彼は外科医で、その妻が麻酔科医だった。

相談を受けた医師は、妻に麻酔をかけさせ、専門的な立場から指紋をとる外科手術を試みた。

指先の指紋を、表皮と真皮を含めて全部剝《む》き出しにしてしまう手術だ。それを行えば、筋肉だけになるから、指紋は元の部分からなくなってしまう。聞いただけでも指先が痛くなってくるようだ。

たしかに指先の指紋は消えた。しかも前回看護師が行ったときのように元に戻るような失敗もなかった。

しかし、その手術を受けた犯人たちは、その後一年間もの長い間、指先で物をつかむことができないほどの負傷を両手の指先に負うことになったのだ。

あまりに馬鹿げた話である。

それに加え、この医者は決定的なミスを犯している。

それは何か。

彼は指紋捜査の基本的なしくみを理解していなかった。

指紋というのは別に指先だけの指紋を採取するわけではないのだ。

指紋採取は、警察の中にある鑑識課が行う。テレビで出てくる白い粉はアルミの粉だ。あれで何をとろうとしているかというと、テーブルや机とかに残っている指の皮脂である。残った皮脂にふりかけると指紋の形が明らかに浮かび上がってくるのだ。

たとえば犯人がテーブルに手をついたとする。当然、手の表面についている皮脂がつき、その部分にアルミの粉をふりかけると、渦巻き模様の指紋の形が浮かび上がってくる。

それを白いビニールテープみたいなもので押さえる。そして真っ黒なところに貼りつけると、よくテレビで目にする白い指紋がくっきり見えるのだ。

ただ問題はここにある。

捜査のときは、別に指先だけではなくて、手がついた手の平の部分、掌面全体が出てくるのだ。

そのことを医者は理解していなかった。

つまり掌紋《しょうもん》の存在を知らなかったのだ。

指紋を残す人は別段、指先だけの指紋を残すことはない。

むしろ、指先だけの指紋しか残さないように犯行に及ぶほうが不自然だ。

気をつけて手袋などをはめていたために、まったく指紋を残していないか、突発的な犯行とかで、迂闊《うかつ》に素手で室内のものをつかんでしまっているか、そのどちらかだ。

それが、この医者はテレビの影響からなのか、単に知識不足だったのか、いずれにせよ指紋イコール指先の指紋と考えた。

現実は、手の平の紋様も浮かび上がってくるのである。

もし本当に指紋を消そうとするならば、掌面全体の皮膚を抉《えぐ》り取らなければならない。そういう意味からいっても、法医学的知識のない医者が指先の指紋を消す手術を行っているのだ。

しかも、仮にだ。

彼らが考えたように指紋が指先だけでしか判断できないしろものだったとする。

しかし、それで完全犯罪が成立するか。

まず無理だろう。

殺害されたのは、被害者側の弁護士であったわけだから、遅かれ早かれ、彼らの元に捜査の手は伸びることだろう。現に、彼らは警察の捜査の手が伸びることを察知し、焦ってこのような愚行に及んでいる。

そのとき、参考人で呼ばれた五人のメンバーすべての指先の指紋が皮膚ごと抉り取られているとしたらどうだろう。

別にすべての犯罪に指紋の提出が必要なわけではない。

むしろ、

「われわれは犯人です。証拠隠滅のために指先の指紋を取りました。とても痛かったです」

と白状しているようなものではないか。

あまりにお粗末といっていい。

しかも指紋消しが問題なのは、医者が証拠隠滅に手を貸していることである。指紋消しは医療行為ではない。犯罪に手を貸した愚かな行為だ。

やってはいけないことはやってはいけないという医者の哲学を持っていないと、犯罪に引き込まれてしまう。

いや彼の場合、むしろ逆だろう。

ねじまがった哲学を持っていたために、積極的に犯行に及んでしまったのだ。

間違ったことを信じる恐ろしさを、まざまざと見せつけられた犯行でもあった。

やくざの指つめ

やくざの指つめは、よく知られたダークな行為だ。

子分が親分に不義理なことを働くと、小指の第一関節を切ってこいと恫喝《どうかつ》される。子分はそれをはたすことで、反省の意味を含め親分に謝罪するという、やくざの慣わしになっていた。

昔は一回で一つの関節をつめていたらしい。

関節は、第一関節、第二関節、第三関節とあるから、三回不義理を行うと小指が全部なくなってしまう。

六回やると左右全部の小指がなくなる。

私が若い頃は、よく左右とも小指のない、その筋の男を見かけた。

だが、最近はそういう指つめはやらなくなった。

指つめがやくざの世界で行われていた最後の頃には、若い衆が指をつめるのが怖いし痛いからと、医者へ行って麻酔をかけて指つめをやるようになったらしい。

逆に言えば、昔は医者ではなくて、自分で指をつめていたのだ。しかし自分で指をつめる場合、麻酔をしているわけではないから、当然のことながら相当の痛みをともなう。

それが恐いから医者に行って麻酔をかけて、指つめをしてもらう輩《やから》が出てきた。前に書いた指紋を消す手術を行った医者と同じで、やくざの指つめの手術をする医者が存在すること自体が問題なのだ。

完全に医療から外れている行為である。

ただ、これを規制する法律はない。そもそもそういう悪いことを想定して法律はつくられていない。

しかし医療者は、法律になくても明らかに道徳的にやってはいけないことはやってはいけないのだ。

実際、指をつめる手術は、普通に医者の免許を持った人間なら、わりと容易にできる類《たぐい》のものだ。

簡単に言うと、関節を外せばいい。そして、そこを切って縫う。一週間くらい経つと抜糸する。

だから痛みを感じないで簡単に終えることができるのだ。

しかし、あくまでもそれは技術レベルで簡単だというだけであって、簡単なことであることとやっていいこととは別問題だ。

手術は病気を治すためにやるものだ。健常者の指を切り落とすという行為は、それとはまったく逆の行為だ。

当然これは保険はきかず、ヤミで行っている。普通では考えられないような金額を受け取って行うのだ。

医者のモラルも低下してきた。

性転換手術にも似た歴史がある。

戦後の混乱で男の職探しが困難な時代、女になると、いわゆるお客をとれるということで、性転換手術が行われるようになった。

もちろんヤミ医療である。

まず陰嚢《いんのう》から睾丸《こうがん》を抜き取る。陰嚢を大陰唇のように整形する。陰茎を切断するが、膣《ちつ》までは作らない。そういう手術を行った。

それが裁判に持ち込まれた。そのときの裁判のやりとりがこういう感じだった。

検察側は、性転換手術は健康な男性の睾丸を抜き取るので医療行為ではないと主張した。

指つめと同じ理屈だ。

それに対し弁護側は、こう反論した。

女になりたいという欲求は、風邪をひいたら治したいと思うのと同じで、自分は女になりたいのだから、病気を治す医療行為に当たると主張したのだ。

結局、裁判長は医療行為としては認められないと判断を下した。

しかもここでいう性転換手術は、正確に言えば性転換にはならない。もし性転換手術があるとしたら、睾丸を取ったらその人に卵巣を植えなければならない。

文字通り、「性」が「転換」するわけだから、「男」から「女」に転換されないと「性転換」手術とはいえない。

しかし、このときは睾丸を取って、後は何もしていない。

要は、男でも女でもない状態にした。

むしろ中性手術と呼ぶべきだろう。

しかし、現在でも、マスコミを含め、この中性手術をなぜか性転換手術と呼んでいる。

実際問題、女性の卵巣を男性の体の中に入れることは物理的には可能だ。卵巣を入れると女性ホルモンが分泌される。

卵巣移植は、たとえば腎臓移植みたいな感じで、脳死状態からでも移植することはできる。

ただ、閉経した女性からはホルモンが分泌しないので無理だ。

現実問題はさておき、骨髄バンクのように、卵巣バンクは血液型などを合わせないといけないが、不可能ではない。

女性ホルモンが癌《がん》を誘発している場合に卵巣を取る手術をすることはある。女性の性転換手術は、まず卵巣を取る。それで陰嚢とか陰茎をつける手術をするが、本物の陰茎ではなくて、どこかの皮膚を陰茎のようにしてくっつける。だから、あくまでも形だけの中性手術になる。

人間の欲望が新たな欲望をもたらすという。しかし、男が子どもを産むという時代にはならないだろう。

それは、人間の生の根本問題、神の領域にかかわってくるようなことだから、論議は尽きない。

医者が嘘をついた

医者に嘘をつかれてしまえば、どうしようもない。

戦後の混乱期の話である。日本にもペニシリンが入ってきた。その他にもストレプトマイシン、あるいはクロロマイセチンなど抗生物質が大量に開発され、日本にも流通して、医療は格段に進歩を遂げることになった。

それまで最も恐ろしい病気とされていた結核や肺炎などのほとんどの感染症は死なないで治るようになった。

同時期の日本は、優生保護法という法律が確立されて、わりと安易に妊娠中絶として人工搔爬《そうは》をすることができるようになった。

世界中からこの人工搔爬をやるために観光を兼ねて外国人が日本へやってきた。

そういう時代背景があったある日のことだ。


ある開業医で人工搔爬が行われた。

妊娠初期の子宮というのは、搗《つ》きたての餅のようなやわらかさだ。子どもを大きく育てるために子宮がふにゃふにゃの状態になっている。

しかし、医療ミスを犯し子宮に穿孔《せんこう》を生じ、彼女は失血死してしまったのだ。

まだ何も知らされていない夫が、手術が無事に終了するのを今か今かと廊下で待っている。

医者は慌てて友人に相談した。患者を死なせてしまったけど、どういうふうな対応をすればいいだろうかとアドバイスを請うたのだ。

彼らの間で話がまとまり、医者は外で待っていた夫にこう説明した。

「手術はうまくいったのですが、感染予防の意味でペニシリンを打ったら、ペニシリンショックを起こしてお亡くなりになってしまいました」

事実を隠蔽《いんぺい》しようと嘘の説明をしたのである。

医者は、その後、ペニシリンショック死という死亡診断書を発行した。

夫はそれを死亡届として区役所の戸籍係に提出した。

すると区役所の窓口でつき返されてしまった。

「ペニシリンショックは病死ではありません。ある意味、事故死のようなものなので、東京都の監察医の死体検案を受けなければなりません。ですので、ここでは受理することはできません」

そう説明を受けたのだ。

医者は事実を隠蔽しようとしたのであったが、自ら警察へ変死届を出す結果になってしまった。

報告を受けた警察は捜査後、監察医務院に検死の依頼をした。

監察医の一人が出動した。

医者はペニシリンショック死だと主張する。

「どこに注射しましたか」

そう監察医が訊《たず》ねると、

「前腕部に皮内注射をし、ペニシリンショックテストをし異常がないということが確認されたので、三〇分後くらいに肩の筋肉の厚いところに一本注射をしました。そうしたらショックを起こしてしまったのです」

そう医者は答えたという。

説明を受けた監察医は、死体をあらためて検死した。

しかし、二カ所ある注射痕を見ると、どちらにも生活反応がないのだ。

生きているときに注射を行うと、針を刺した穴のところは赤い凝血で埋まる。ところがこの死体の場合、生活反応がない。つまり出血をともなっていない。針の穴から黄色い皮下脂肪が見えている。

この死体を検死してわかったのは、亡くなった人に注射をしたという可能性が極めて高いということだった。言い換えると、生きている人に注射したのではなくて、死後に注射した可能性が高い。

立ち会いの警察官が、検察庁の検事に報告して判断を仰ぐと、司法解剖をしなさいという伝達があった。

遺体は、検死の後、司法解剖されることになった。

解剖をしてみると、死因は一目瞭然だった。

子宮が破れて大量の腹腔《ふくこう》内出血をともなっていたのだ。

その医療ミスを隠蔽するために、ペニシリンショックに置き換えた事実がわかった。

本来、ペニシリン注射は手術後の感染予防を目的として行う。

手術中には雑菌が入ることがある。とくに口の中や消化器系あるいは子宮粘膜面は、消毒もできないし、もちろん包帯を巻くわけにもいかないので、その分、感染もしやすい。回復は早いが、その間に傷口から雑菌が入る可能性も高い。

だからペニシリンを打つことによって、その炎症を抑える。いまは改良されて飲み薬になっているが、昔は注射が主流であった。それを悪用した事件だった。


ところで、死亡届を出して受理されると、残された家族にお葬式を出していいという許可証が発行される。それをもらえないうちに勝手に葬式を行うことはできないことになっている。もちろん、そういう事情だから、土曜日も日曜日も時間に関係なく、二四時間体制で出生届と死亡届は受理されるしくみになっている。人が少ない地域の役所でも交替で行っている。

ただ、昼間に持っていくよりも夜に持っていくほうが、専門の人がやっていない場合が多いから受理されやすい事情はある。昼の場合はベテランの係の人が対応するから、今回のこの事件のように、「これは受理できません。警察に届けてください」となることが多い。ただ、夜は夜で問題が起こりそうな場合は、担当の専門職に電話で確認をとるしくみになっているから不安はないのだが。

いずれにしても死亡診断書が役所で受理されると、生きている権利をすべて失うことになるから大変だ。自分の財産がなくなって、遺産相続人に法的に移行してしまうのだ。

出生届で名前がつけられると、戸籍ができると同時に日本の法律でその人の人権が全部擁護される。そして死亡すると一切が消滅してしまう。

その戸籍をつくるのも抹消するのも医者の診断書が必要になる。だから死亡診断書は重要なのである。

生まれたときは、名前をつけて二週間以内に届け出を完了しなければいけない。二週間過ぎてもやらない人は、生まれた日をずらすことになる。よく一二月三一日に生まれると一月一日にすることが昔は多かった。

その生まれた日が何月何日というのは、死んだ場合と同じく、医者の証明書が必要になってくる。

生まれたときに医者がいなければ助産師の証明を、助産師も誰もいないと町長さんとか村長さんの証明が必要になる。ただ自分が一人で産んだときなどは、坊さんでも近所のおばさんでも誰でもいい。誰かが証人になればいい。

だから生まれたときのほうが、死んだときのように必ず医者の診断書が必要なわけではなく、代行でも大丈夫なのだ。

極端な話、グルになってまったくこの世に存在しない人の戸籍をつくることも不可能ではない。

ただ、それにあまりメリットがあるとは考えられない。なぜならば、義務教育もあるし、税金もかかって、近い将来、いま問題になっている年金もきちんと納めなければいけなくなるからだ。

最も信頼した人に殺されて

病気になって入院を余儀なくされたとき、最も信頼を寄せるのは誰だろうか。親だろうか、配偶者だろうか。もちろん、そういった人々の存在は心強いものだ。

しかし、それは「信頼する」とは意味が少し違う。

医者こそが何をおいても頼りになる存在なのだ。

医者は患者の命を預かる大切な仕事だ。

当然のことである。

しかし、日々の忙しさにかまけ、あるいはいつも先生、先生とちやほやされ勘違いして、その初心を忘れてしまう医者がいる。

患者は命を医者に預ける。

とくに命にかかわるような大病の場合、患者にとって担当の医者は、神のような存在にもなる。だから、患者には医者から裏切られるという発想そのものがない。

そういう患者の気持ちを踏みにじるとしたら、いったいそれはどんな心境から起きた行動なのだろうか、そんなことが起こりうるものなのだろうか。

医療技術が格段に進歩した現代においても臓器移植は、なかなかうまくいかない難易度の高い技術を要する。他人の臓器を移植するので、その臓器が拒否反応を示し、定着するのは難しいといわれている。

人間の体はそもそも外からの異物を敏感に察知し、排除しようとする機能が働く。

身近な例でいうと、腹痛があげられる。

体に悪い異物が入ってきたときに、それを排除する体の防御反応として、下痢《げり》や嘔吐《おうと》をして正常さを取り戻そうと働く。

逆に言えば、それだけ人の体は精巧にできている証拠ともいえる。

そういう難しさの中では、肝臓移植や腎臓移植は、わりとうまくいく確率が高いほうだ。

たとえば肝臓移植では、国会議員の息子さんがこれも国会議員のお父さんに移植して成功したことがかつて話題になった。

それには理由がある。

肝臓全部を移植しなくても、少しだけ肝臓を植えつけると、自ら増殖する機能を肝臓という臓器が本来備え持っているからだ。二〇グラムとか三〇グラムの握りこぶし大の肝臓を移植して、それが増えていくことになる。

肝臓は、増殖してきた新しい肝臓で生活できるような手術を行えるのだ。

肝臓の病気は、よく知られているように、肝炎の繰り返しから肝臓癌に進行していくように、悪くなると肝臓そのものが固くなっていく。

その元の肝臓の悪いところを切り取って新しい肝臓を移植すると、新しいほうが大きく増殖して正常に機能していく。

全部取ってしまうわけではなくて、一部だけを取る。そのようにして、あの国会議員も息子さんも両方とも元気に活動されている。

その臓器移植の話で、これもまた医者の風上にも置けない事件が起きた。

その医者は腎臓の専門家だった。

患者は腎不全だった。腎臓は尿をつくり出す器官だ。その患者は、血液の中から尿の成分が取り出せないから、人工透析器にかかりっぱなしの状態に悪化していた。

それはつらい生活だ。

この状態をなんとか抜け出したい。

せめて普通の生活をしたい。

患者は、思いあまって腎臓の移植をしたいと申し出た。

それを聞いた医者は、私がドナーを紹介しましょうと答えた。

「そのため費用がかかります。私の預金通帳に二五〇〇万円を振り込んでください」

わらにもすがる思いの患者は、お金の工面は大変だが、これで助かると喜んだはずだ。何よりも自分が最も信頼を寄せている主治医からの話である。

彼は必死になって金を工面した。入院している一般の人にとって、二五〇〇万円とは途方もない大金である。

しかし、普通の生活に戻りたい。

お金にはかえられない。

彼は二五〇〇万円をなんとか用意し、主治医の口座に振り込んだ。

しかしである。

あまりにひどい話であるが、患者からの入金を確認したその医者は、自らの手で患者の腕に毒物を注射して殺害に及んだのだ。

その後、心不全という死亡診断書を書いて闇に葬り去った。

そもそも医者でないと死亡診断書を書くことはできないし、彼はこの患者の担当医なのだ。

疑うものなど誰もいない。

この医者が書いた死亡診断書は受理された。

まさに完全犯罪が成立しかかったのだ。

しかし葬式が終わり、遺族が亡くなった患者の遺産を調べていたら、株券やその他、大量の預金などが失われていたことが発覚した。

いったいどこへ行ったのだ。

遺族が調べていくと、なんと医者の銀行口座へ振り込まれていたことがわかったのだ。

医者にしかできないテクニックを悪用して毒殺し、しかも完全犯罪をするために自分で死亡診断書を書いた。

逮捕後、この医者は、開業するための資金がほしくて犯行に手を染めたことを自供した。

これはたまたま見つかったが、よほどでないと見つけにくい。何しろ担当医なのだから、自分で死亡診断書を書くことができるのだ。

医者にしか戸籍を消す死亡診断書を書くことはできない。逆に言えば、医者は戸籍を消す資格を有しているのだ。医者は社会的に、そのような権利を与えられ、認められている職業である。命を扱う仕事でもあるから、社会的にも人格的にも医者の信頼度は高い。レディーあるいはジェントルマンとして認知されているから、それを裏切るような行為があってはならない。それが医療者の心構えであり、哲学である。

戸籍を消して死亡になれば、その人の遺産は法定相続人がもらうことになる。だから、その前に自分が法定相続人になるような形をつくって殺せば、財産全部を取れることも理屈の上では成立する。


患者は医者に自分のすべてをかけていた。

なんとか私を助けてください。

そうすがるような思いで、患者は医者と日々接していたはずだ。

「私がなんとかしましょう」

白衣を着た医者からの言葉は、彼に生きる希望を与えてくれたはずだ。

その医者から殺害されてしまった彼の気持ちを考えると、やりきれない思いになるのは私だけではないだろう。

5章

モラルなき殺人の顛末

バラバラ殺人犯の心象風景

人はパニックになると、後から考えるとどうしてそういうことをしてしまったのだろうと思える不可解な行動を取ることがある。

それを一般に後悔と呼ぶが、やはり後悔にも取り返しのつくものと取り返しようのないものがある。

さまざまな事件、とくに世にいう凶悪事件の検死をする度に、本当に凶悪な心の持ち主などそうそういなくて、むしろ心の弱さのために考えのつかない行動をするものだと思わせられたものだ。

新宿は歌舞伎町という日本でも有数の歓楽街で、首のない死体が発見された。

発見されたときには、胴体しかなかった。身元不明のその死体は、性別が男だということだけが辛《かろ》うじてわかる程度だった。

すぐに大騒ぎになり、各新聞にも大きく報じられることになった。

この手の凶悪犯罪の場合、よくコメントを求められるが、そのときは、こうコメントしたのを覚えている。

殺害をして死体をバラバラにしたら、車で海に捨てるとか山に埋めることが多い。それが一般的だが、今回は繁華街の裏通りあたりにポンと放置している。

しかも、その死体には首から上がない。それから手もない。足もない。あるのは胴体部分だけだ。

見つけた警察にしても、それだけでは指紋も採れないし、顔の形もわからないことになる。情報量が少ない死体だから、警察は身元がわからないだろう。

これは犯人の警察への挑戦ではないのか、と。

また別なことも想定できた。

歌舞伎町という特殊な地域で起きたこの事件。

事情を知っている者にとっては、この死体が発見され、マスコミの報道を目にすることになるだろう。

そのときに彼らに対して強烈なメッセージを発することができる。

「お前たちも仲間を裏切れば、このようになるぞ。いいか、気をつけろ」

そういう見せしめにしたのではないか。

いずれにせよ組織ぐるみの犯罪のにおいがぷんぷんとしていた。

そのうちに、胴体から下の部分が渋谷のほうで見つかった。

ひょっとして歌舞伎町で発見された死体と同一人物ではないかと推測され、繋《つな》ぎ合わせると、はたして同じ人物だったのだ。

しばらくして今度は、首が八王子の公園から見つかった。

それもやはり一致し、パーツを合わせていけば、全部一人の人物のものだということがはっきりした。バラバラ殺人事件の場合は、基本的にそういう地道なやり方で身元を判断していく。

それからしばらく経ってからのことだ。

まったく意外な結末がやってきた。

犯人は、私が推測したように、警察に対する挑戦でもなく、暴力団の見せしめでもなく、単に普通の主婦だったのだ。

妻は、夫を殺害した後、体から下肢を分断し、首と上肢も分断した。

そして胴体部分をスーツケースに入れ、カートに載せて、タクシーに乗り、新宿の歌舞伎町近くの線路際に遺棄した。

手前味噌になるが、テレビのコメントでよく事件の犯人像を推測させられるが、かなりの確率で当てている。ところが、今回の事件の場合、まったく外れてしまった。だからこそ余計に記憶に残っているといえるのかもしれない。

私の読者の方であればご存知だと思うが、私は常々、「バラバラ殺人は、体力的におとる弱者や女性の犯行である場合が多い」と解説している。

今回も、ふたを開けてみれば、いつもの主張通り、主婦の犯行だったのだ。それが、新宿・歌舞伎町という特殊な地区に惑わされて間違えてしまったのだ。

犯人はどこにでもいる普通の主婦だった。

しかし彼女の行動は、どこぞの暴力団も顔負けのすごいものであった。

この違和感。それが、最近の犯罪の一つの傾向のように思える。

私は、犯人像について話をするため、テレビの取材班と一緒に夫婦が住んでいたマンションまで取材に出向くことになった。

夫を殺した妻には子どもはいない。

ワインの入った瓶で頭部を殴って殺害した後、彼女は部屋にあった洋服ダンスを倒して、中を空にした。

そして腐葉土《ふようど》をいっぱい買ってきて、その中に敷き詰めた。

その上で殺害した夫を分断している。

理由は、腐葉土を敷き詰めた上でバラバラにすれば、血が全部吸い取られると思ったというものだった。

ただ普通に考えれば、そういう場所ではなく、たとえば風呂場などで行うだろう。

それが、なぜ風呂場ではなくて洋服ダンスの中だったのか。

そこのところの発想が、まったくもって理解の範疇《はんちゅう》を超えている。

当然、死臭がしてくる。そのため彼女は、マンションの部屋の窓を、寒いにもかかわらず、全部開けっ放しにしていたのだそうだ。

しかも、殺害後、部屋の内装を全部改装する偽装工作まで行っている。夫がどこかに失踪《しっそう》したように見せかけるため、さも生きているかのように夫の携帯電話から夫の友だちあてにメールを発信もしている。

自身は自身で、あちこちに「夫がいないんだけど」とあたかも心配したふりの電話をかけまくっている。

それで知らん顔をして実家に戻っている。

彼女の犯行後の行動は、完全犯罪を前提としてやっているのだ。

捕まった後、彼女は事件の全貌を白状した。

その殺害の動機は、彼女からすると、ドメスティックバイオレンスが引き金になっているという。もしそれが事実であるなら、殺害にいたった動機ははっきりとしているのだ。

殺害したことを認めて自首して出れば、あるいは懲役七、八年で終わる事件だったかもしれない。しかし、自首しないどころか、死体をバラバラにしている。

その段階で、普通の殺人罪に死体損壊の罪が加わることになる。部屋のにおいを消す工作をしたり、内装を取り替えたりなど偽装工作も行っているので、そのことでさらに罪は重くなる。

殺人事件が、偽装工作をし完全犯罪のように隠蔽工作をするから、どんどん雪だるま式に罪が大きくなっていく。

家庭内暴力で耐え切れなくて殺す結果になった、と素直に自首していたら、情状酌《しやくりよう》量の余地があったのだ。

そもそも身近な人を殺しておいて逃げ切るなど、まず不可能といっていい。完全犯罪などやり通せない。身元がしっかりしていて、きちんと働いている人が急にいなくなるのだから、隠し通せるはずがないのだ。

偽装工作などせずに素直に自首をすべきだった。それがまっとうな罪の償いだろう。人を殺しておいて、自分は何もやっていないと世間を騙《だま》しつづけながら、その後の人生を平穏に生きられるものなのだろうか。

生活に困窮した末の犯行

きっかけは一つの法律の改正だったりする。

交通違反を取り締まる法律が強化されることによって違反が減ったりするのは、そのいいほうの影響だろう。一方、ゆとり教育が叫ばれカリキュラムが変わってから日本人の学力が低下したのは、逆に悪い例かもしれない。

父親が、子どもが誘拐されたと騒ぎ出した。

もう三〇年近く前の話になる。

警察は誘拐事件として捜査をはじめた。しかし、残念ながら、子どもは山の中から絞殺死体となって発見された。

誘拐殺人事件発生。大捜査網がしかれることになった。

しかし、肝心の父親の挙動がおかしい。

警察が父親を厳しく追及したところ、わが子に五〇〇万円の保険金をかけていた事実が発覚する。

結局は、遊ぶ金ほしさに、わが子に保険金をかけて殺害。誘拐に見せかけて保険金を騙しとろうとした事件だとわかったのだ。

しかし、それだけで終わらない。

さらに調べていくと、二年前に奥さんが首吊り自殺をはかっている。それをまた洗いなおしたら、子どものときと同じように、五〇〇万円の保険金をかけて、絞め殺し、首吊り自殺に偽装していたのだ。

そのときは、首吊り自殺ということで妻は葬られ、男は、まんまと五〇〇万円を懐にした。

だが、遊びぐせのあるこの男は、それを二年で使い果たす。それで、そのときに味をしめた同じ手口を自分の娘に使った。
ただの遊ぶ金ほしさに、妻と娘に手をかけているのだ。

父親が子どもを殺して保険金を騙しとるという事件は、当時は珍しかった。また、いまのように父親が子どもを虐待する事件も少なかった。

昔の父親が関連する典型的な事件は、圧倒的に心中が多かった。生活に困窮した末の悲しい結末だ。

ある意味で、まだ純粋な気持ちが残っていた時代に、遊ぶために身内に保険をかけて殺害する事件は、とくに珍しかったので印象に残っている。

しかし、いま、保険金殺人は、みなさんにも実感がおありのように、とても多くなってきている。

なぜ保険金殺人事件が増えてきたのか。

もちろんさまざまな要因が複雑に絡み合っているので、何か一つが原因とは単純にはいいがたい。

ただ、考えられる理由はある。

一つの約款改正が施行されているのだ。

以前の約款では、自殺をしても、保険金をかけはじめてから一年が経っていると全額がもらえていた。二年以上経っていれば全額支給するという保険会社もあったが、一年以上というしくみのところが主流だった。

どうしてそういうしくみになっていたかというと、こういうことだ。

自殺をしようとした人が、どうせ死ぬなら迷惑をかけた家族にせめて保険金でも残してやろうと保険に入る。

しかし、そういう人は、保険をかけて一年もの間、自殺を我慢しながらかけ金を払い通すことができない。二、三カ月後には自殺してしまうものなのだ。

一年もの間、保険のかけ金を払い通すような人は、いつの間にか自殺ができない人に変わってしまうのだ。

お金を払い続け、なんとか歯を食いしばって一年間生きているうちに、生きる力が戻ってくる。精神もある程度たくましくなって、考え方も変わってきて自殺をしない気持ちが芽生えてくる。

だから本当に一年を過ぎて自殺をした人にならば、保険金をあげますよというやり方だった。

ところがだ。そういう状況が続いていたのが、あるとき統計をとってみると、一三カ月目の自殺がぐーんと増えたのだ。

保険会社は、その統計を見て、定款を改正した。

それを境に、保険金の支払い期間を、かけはじめて一年後から三年後に切り替えたのである。

さすがに三年も我慢して生き続ける人はそうそういない。

自殺は、いまの状態に絶望しているわけだから、待てなくてその間に自殺をしてしまうか、三年の間に状況も心境も大きく変化する。

ただ、いまはそれが、本人が自殺をするのではなく、保険金をかけて三年経って殺して自殺に見せかけたり、事故死に見せかけたりする事件が多発するようになったのだ。時代はますます複雑になっているのを実感する。

昔の保険金殺人事件は、男が妻子を殺害するケースが多かった。

いまは逆に女が男を殺す。

酒に睡眠剤などを混ぜて飲ませると昏睡《こんすい》状態になる。無抵抗な状態をつくってから絞め殺したり、お風呂につけたりする。

身体的に弱い女性でも成功する確率が高いのが、薬などを用いて男性を殺害する保険金殺人なのだ。

それに男のほうが高い保険金をかけられる。

妻が夫に保険金をかけてもほとんど違和感がないから発覚しにくいこともある。まさか妻が夫を殺すとは考えにくいからでもある。

逆に夫が全然生活力のない妻に多額の保険をかけるというのは、それだけでも変な話になって怪しまれる可能性が高い。

殺意と欲に保険が絡んで、妻の夫殺しが計画される。

しかも殺したことがばれないように、どうすれば事故死に見せかけることができるかを必死になって考える。お風呂で溺れたとか、階段からの転落事故とか。

ただ、いまは睡眠剤をどのくらい入れると毒殺できるかなどの医学的な知識が、いわゆる素人にもわかる時代になった。

昔は、そういう知識がなかった。

知識は、いいほうにも悪いほうにも使えるものだ。
モラルの欠如ほど恐ろしいものはない。

力士が亡くなった本当の理由

現役の相撲力士が亡くなった事件があり、私もテレビでコメントをした。それについてはテレビできちんと説明をしたが、やはり事が大きくなった原因の一つは、日本の検死制度の現状にあると私は思っている。

そのため、いま一度、その問題点について述べておきたい。というのも、大相撲の件は、新潟大学の医師が死因に不審を抱いた家族からの依頼で解剖を行っていたが、同じように私のところにも、再鑑定依頼がいまでもひっきりなしにきているからだ。

それは言い方を換えれば、いかに間違った死因のまま闇に葬られようとしている事件が多いかの間接的な証拠でもある。

圧倒的に多いのは、監察医制度がない地域からの依頼だ。そして、なかでも最も多いのは、風呂場で溺れて死んだ事故死に関する再鑑定依頼である。

監察医制度は、何度か触れているのでご存知の読者も多いかと思うが、ご存知ない方のために念のため書いておくと、東京、横浜、名古屋、大阪、神戸の五大都市だけにしかない制度だ。

その中でも、監察医務院という独立庁舎を持って完全実施をしているのは東京だけだ。それ以外の地域では、大学の数名の医師が嘱託という形で、たとえば大阪の場合は一人の監察医が出勤してきて、その日の検死すべてを受け持って市内をかけめぐる。

検死のみで死因がわかるものは、その場で死体検案書を発行し事件は終結するが、診断がつかない遺体は大学へ送り込んでおき、すべての検死を終えてから大学に戻って解剖して診断をつけるというシステムになっている。

しかし現状では、その書類をチェックする人がいない。

だから一人の判断で全部事件を処理することになり、それが間違いのもとになってしまうこともあるのだ。

ところが東京の場合は、検死に行って診断がつかない遺体は監察医務院に送り込む。

そうすると解剖当番の監察医、つまり別の医師がそれを解剖する。

つまり最低二人の医師の目を通すことになる。しかも全部終わると上司がその書類を点検する。さらにその後、今度は副院長や院長に回される。

だから何度も何度もチェックされて、おかしいものはおかしいということになり、自浄作用が働きやすいしくみになっている。

そして月に一回程度は医局会議があって、おかしい事案については、その場でディスカッションすることになっている。人間だから間違うこともある。しかし何人もの目を通せば、そういった誤りは未然に防げるのだ。

野球にたとえていえば、東京は東京都監察医務院があるので、四人の〝審判員〟がいる。しかし、その他の地区では、プレーヤー一人で審判員なしでやっているようなもので、当然無理がある。

もっといえば、監察医制度がない地区では、審判員はいないし、プレーヤーも専門家ではない。間違いがないほうがおかしい。

このように、東京以外の場所では一人が検死して診断書を書いて全部終わりになってしまうので、それをチェックする機関がない。監察医制度はあっても、中身は必ずしも同じしくみになっていないのだ。

極端に言えば、一人の判断で事件が処理されることになるのだ。

それは個人の問題というより構造的な問題といったほうがいい。

もう少し具体的にいおう。

大阪の場合は大学医学部の中に死因調査所があり、これが東京の監察医務院に相当する機関である。そこに近隣の大学の法医学や病理学専門の医師が嘱託《しょくたく》監察医として勤務している。

勤務の実態は前述の通りである。

横浜の場合は三名の嘱託監察医がいて検死解剖を行っているが、すべては一監察医の判断で処理され、費用は遺族の負担となっている。きわめておかしな衛生行政の運用である。

それから名古屋は監察医制度を警察がほとんど利用しない。大都市だが、年間五〇例くらいしか変死を扱っていない。その点、大阪と神戸は比較的きちんとやっているが、いま述べたようにやり方が不十分と思われる。

監察医制度がスタートしたときは、東京二三区、横浜市、名古屋市、大阪市、神戸市の他に、京都市と福岡市にもあったが、その二都市はやめてしまった。

経緯はこうだった。

昭和六〇年代になってアメリカの置き土産的な法律を見直すという動きがあり、監察医制度は戦後アメリカから導入された制度だからということで見直しがあった。そのときに総理府（現・内閣府）と厚生省（現・厚生労働省）の審議官が監察医務院に視察にやって来た。

私は一日、検死と解剖の実態をご覧いただくため現場に案内した。

すると、この制度はやはりすごくいい制度だし、東京には不可欠の制度であると認識されて、存続することになった。

しかし京都と福岡は当時の知事の判断で廃止となった。予算を食っているし、たいした活用もしていないからという理由だった。

時代の逆行だと思う。

あの力士が救急車で運ばれたとき、病院は警察に変死届を出し、警察は捜査をし、医師立ち会いのもとに検死をして、これは単純な急性心不全（病死）では片づけられないから、司法検視、司法解剖をすると判断すべきだった。そうすれば、あんなに大騒ぎにはならなかっただろう。

検死はなぜ行われるのか。

それは死者の生前の人権を守るために他ならない。

プロのスポーツ選手が、コーチや監督のいる中で、死ぬまで稽古《けいこ》がつづけられるものだろうか。家族の立ち会いのないところでの出来事である。しかも人一倍頑強なスポーツ選手が練習中に急病死することは考えにくい。

学校で子どもが急死したら、どうなるだろう。校長をはじめ、教員らは管理責任を問われることになるだろう。家族だけでなく世間に対しても説明責任がある。当然、警察が捜査し、死因究明のため司法解剖が行われ、正しい社会的対応が求められるだろう。

このケースも同じである。解剖もしないで急性心不全の病死という安易な結論は、死者の生前の人権を守ろうとしていない。

警察も医師も、なんのために検視（検死）するのかを、しっかりと認識してほしいものだ。

お金と命とどちらが大切か

医者のモラルが問われるような事件をたくさん扱った。命を扱う医者が、そのテクニックを悪用したものだ。

しかし、昔ながらのいい医者というのももちろん存在する。でも、いい医者は事件にならない。

臨床医は、命を救うために一生懸命、日々の治療にあたる。

私たち監察医は、亡くなった人たちの人権を守るために死体を診《み》る。

生きている人を診るか、死んでいる人を診るかの違いはあるが、同じ医師免許を持つものとして思いは同じだ。

そういう哲学を私が持つにいたったのは、父親の影響が大きい。

北海道の田舎で開業医であった。無医村地区が多く、健康保険のない時代であるから、貧しい人は医者にかかることは難しい。肺炎だけど、医者に診てもらう金がないから医者にいけないという患者が少なからずいた。

そんな困っている患者の話を聞くと、父親はそこに出かけていって、注射をしたり、薬をあげたりしていた。

そういう父の後ろ姿を、私は子どものときに見ていた。

彼らは、お金を払えない。ないものは仕方がない。そういうときの父親の口癖があった。

「お金と命とどちらが大切か」

それをしょっちゅう口にしていた。

結局、その負担はわが家の生活にかぶさってくる。いわゆる持ち出しというやつだ。だから、医者とはいえ、わが家は決して裕福ではなかった。むしろ年がら年中、赤字経営であった。

そのかわりに、ジャガイモがたくさんできたからと患者さんが持参してきたり、魚がいっぱい獲《と》れたからと別の患者さんが玄関先を訪ねてくることがよくあった。

昔は、そのような〝赤ひげ〟の医者がいた。

最近、テレビで沖縄の離島で人のために働く医者の物語が、高い視聴率を取っていると聞いた。東京から離島へやってきた若い医者が、地元の人と生活をともにしながら医療に携わっている。

実話に基づいた話らしいが、それが多くの人に好んで見られているということは、みんながそういう〝愛〟をいまの医者に求めているのだろう。


この間、分娩《ぶんべん》中に意識不明になった妊婦が、一八もの病院をたらいまわしにされ、あげくに死亡したことが問題になった。

その原因の一つに産婦人科医の数が圧倒的に減ってきている現状がある。

なぜ減ってきているか。

それは、先ほどの医者とは逆の理由によるものだ。産婦人科の医者は、新しい命が生まれるのに立ち会う。すばらしい仕事であるが、母と子の命を直接的に預かるためか、死の危険も多いので他の医師よりも訴えられる可能性が高い。

それに、妊婦は産むのを待ってくれない。

「じゃあ、明日の午後三時に、保険証を持ってきてください」というわけにはいかない。

二四時間、緊急といってもいい。むしろ生理的には夜のほうが多いのではないか。昼間いっぱい勤務をして、夜中に起こされ、二時間も三時間も立ち会うことになる。同じ医者だったら、もっと楽なほうがいいと、いまどきの学生は敬遠するらしい。

そこには、「命を預かる」という発想はない。

最近は、精神科や眼科医を志望する医学生が増えていると聞く。

眼科医は、産婦人科とは逆で、緊急などの出勤がない。命にかかわる確率も産婦人科に比べると圧倒的に少ない。

そういう意味で学生が志望する科の変動は、その時代を映す鏡と言い換えることもできる。

私が学生の頃は、内科医志望が多かった。戦後すぐの貧しい時代だったから、産婦人科の医者も多かった。

当時、闇で三〇〇〇円で人工掻爬《そうは》が行われていた。一日、四、五人は、人工掻爬を行ってもらうため、やってくる。その当時の三〇〇〇円は、今の一〇万、二〇万の価値があったので、産婦人科志望者は多かった。

なぜ闇が多かったかというと、昔は中絶が法律で認められていなかったからだ。

戦後、優生保護法ができて、経済的な理由、もしくは身体的な理由で子どもが産めないと訴え、医者がそれを認める場合は、堕《お》ろせるようになった。

たとえば、一六歳で妊娠をしたら、経済的な理由で堕胎《だたい》することは法律的には可能なのだ。

学生がよく妊娠してしまったのでカンパを頼むことがあった。保険がきかないために生じる経費だ。

内科医が多かったのは、患者も多いし、つぶしがきくという理由だろう。

それが、昭和三〇年から四〇年代になると、整形外科を志す学生が増えてきた。

どうしてか。

主に年寄りの神経痛とか腰痛を扱うので、命にかかわる仕事ではない。しかも基本的に治る類《たぐい》のものではないので、患者が半永久的にやってくる、そういう理由だ。いまは美容整形外科が多いと聞く。保険がきかない医療で値段もあってないようなものだ。

保険がきかないものは、基本的にぜいたくな要望をかなえるためのものだ。一重瞼《ひとえまぶた》を二重瞼にしなくても命に別状はない。

保険は、国の補助が入っているわけだから、ぜいたくなものに保険をかけだしたら、国家の予算が破綻してしまう。

最近は前述した産婦人科と同じように小児科医も不足している。子どもも同じで、時間もかまわず、夜中に熱が出て往診をお願いされる。親がうるさくなっていて、注射しようとすると反対される、薬をやろうとするとタブレットは飲めないといわれる。治療の方法さえ制限されてしまうのだ。

それに子どもはどこが痛いか、熱があるのか、自分の言葉で話ができないから、獣医と同じといわれることもある。それほど大変なことがわかっているから、減ってきている。

昔から小児科は大変だと医者の間でもいわれてきた。

現在の医者の傾向を見ていると、医者と患者の間のコミュニケーションが不足しているといわざるをえない。

それは、何も医者と患者の間に限ったことではない。

広く日本に横たわっている問題と言い換えてもいい。新しい絆が生まれるような社会になってほしいと願わずにはいられない。

6章

とても切ない死に方

愛する人と一緒に死にたい

「死ぬときは愛する人と一緒に死にたい」

まるでテレビドラマで出てきそうなセリフだが、そういう夫婦を検死したことが何度かある。それはある意味で幸せなことなのかもしれない。

しかし、それが残された家族の争いのもとになるとしたら、単純に「よかったね」ではすまされない話になってくる。

ふたり暮らしの老人の話である。

「そういえば、まだおばあちゃんお風呂に入っているの？」

おばあさんがお風呂場へ行ったきり戻ってこない。いつもなら、ざぶざぶと遠くまで聞こえる水の音もしないようだ。

急に不安になったおじいさんは、高齢でそう自由がきくわけでもない体をおして風呂場まで様子を見に行った。

嫌な予感ほど当たるというが、おばあさんが流し場で倒れていたのだ。おじいさんは慌てふためき、おばあさんを裸のままとにかく居間まで引きずって来た。

しかし、そこでさらに悲劇が起きた。

あまりに驚いたのと、無理な体勢で居間まで引きずってきたのとで、おじいさんも心臓発作を起こしてその場に倒れてしまったのだ。

私が検死に行ったときには、裸のおばあさんと衣服を着ておばあさんを必死に抱えている状態で倒れているおじいさんとが居間に寝かされていた。

検死の際、死因の他に大事な業務として死亡時刻の推定がある。

何時に亡くなったのか。

殺人事件などのとき、容疑者のアリバイが死亡推定時刻に合致するかが、犯人逮捕の重要な要素の一つになるからだ。

現場の状況から事実を整理するとこうなる。

まず、おばあさんが病気の発作のため流し場で倒れた。

そして倒れた彼女を救助中に、おじいさんもハードな動きと精神的なショックのため発作を起こして死んでしまった。

先におばあさんが亡くなり、その後おじいさんが亡くなった。

そう判断した。警察も私の意見と同じだった。

それでは、その二人の死亡時刻の差をどうしたらよいか。

また、本当におばあさんが先に死んだのか、その判断も残った。

私はあらためて目の前に横たわっている二人の遺体を眺めた。

よく見ると、おばあさんのお腹から胸にかけてずっと二条の引っ掻き傷があった。

その引っ掻き傷は、おそらくおじいさんがおばあさんを救助するときに慌てていたために間違って引っ掻いてしまったものだろうと推定された。

なぜなら普通、生きている人の引っ掻き傷は皮下出血をともなってくる。ところが、その引っ掻き傷は出血をともなっていない。

つまり生活反応のない死後の引っ掻き傷だということがわかる。

おじいさんが、亡くなったおばあさんの遺体につけた傷だから、完全におじいさんよりおばあさんが先に死んだと断定できたのである。

ではその死亡時刻の差はいったい何分になるのか。

お風呂場の様子がおかしいと気づいて見に行き、倒れているおばあさんを発見し、居間までおじいさんがおばあさんを引っ張っていく時間を想像してみる。長くても三〇分程度のものだろう。

それで、私はまず先に亡くなったおばあさんの死亡時刻を明記し、それから三〇分後におじいさんが亡くなったと死体検案書に記述した。

事件性もなかったので、その件自体は、その後とくに問題にもならず、いつしか私はまた日々の検死や解剖業務に追われる毎日へと戻っていった。

ところが、それから半年くらい経った頃だろうか、事件は意外な展開を見せることになる。

ある弁護士から私のところにその件で連絡があったのだ。

弁護士から事件の内容を聞くうちに、すぐにあのときの老夫婦の件だなと思い出した。プロ野球選手がよく対戦した相手の球種とかを憶《おぼ》えていると聞くが、私たち監察医も数多くの検死の大半を憶えている。

しかし、とくに事件性もなかったのにと不審に思った。

私が「どうしてまた裁判になったのですか？」と聞くと、死亡時刻が問題になっているということだった。

どうして死亡推定時刻に三〇分という差をつけたのか。

私は、半年前に死体検案書に書いた内容とまったく同じ説明を繰り返すことになった。

「おばあさんの体についた引っ掻き傷には生活反応がない。だから死んだおばあさんを運ぶ際に、おじいさんが傷をつけていることがわかる。その状況から見て、おばあさんが先に死に、後からおじいさんが死んでいるのは間違いない。そしておばあさんとおじいさんの死亡時刻の差は、おばあさんが入浴中に流し場で急死し、しばらくしてそれを発見したおじいさんが風呂場から居間まで老人の力で運ぶ時間を含めて三〇分。だから三〇分としたのです」

そう説明をしながら、どうして夫婦なのにそういう争いが起きているのだろうという疑問が私の中で大きくなっていった。

だが、やがて先方の説明を聞くうちに、私が当初考えていたような単純な老夫婦の話ではないことに気づかされた。

事件のあらましは以下のようなものだった。

老夫婦は長年連れ添った間柄ではなく、籍を入れたのがそう遠い昔の話ではないらしい。

もともとはあるアパートの別棟にある三階と四階に住む住民同士だった。毎日、窓を開けたりカーテンを閉めたりする。その際、一〇メートルくらいしか離れていないので、どうしても顔を見合わせることになる。

窓際でおばあさんとおじいさんはいつしか挨拶をするようになった。

そのうちに外で話をするようになり、どちらも独り者だったために、二人はやがて同棲するようになり、数年後晴れて結婚した。

おばあさんのほうは子どももいないし夫もいない。身寄りは姉妹が二人いるだけだった。

一方のおじいさんはというと、奥さんに先立たれ、一人息子が大きくなって独立していたとのことだった。

そういう状況で、どうして死亡時刻が問題になるのか。

そう疑問を持たれる読者の方もおられるかもしれない。

遺産というのは、先に死んだほうの遺産が、残ったほうへと相続される決まりになっている。そしてその遺産が遺産相続人へと渡る。

実はそのしくみが問題なのだ。

つまりこの場合、両方とも死んでいるのだが、死亡時刻が違うために、法律上は、まず死んだおばあさんの遺産が三〇分後まで生きていたおじいさんへ相続される。

そしていったんおじいさんに相続された遺産は、その後に死亡したおじいさんの息子へとそのまま相続されることになったのである。

つまり、おばあさんの遺産は、後から死んだおじいさんの息子のほうに転がり込んだのだ。

しかもさらに話がややこしいことに、このおばあさんは実はかなりの資産家だったのだ。

本来ならば遺産は当然おばあさんの二人の姉妹たちに渡るべきだったが、彼女たちにしてみれば、まったくの赤の他人であるおじいさんの息子に持っていかれてしまうことになった。

それは、いくらなんでもおかしいのではないか。

資産家であるおばあさんの本来の遺産相続人である二人の姉妹が訴え、裁判になっていたのだ。

すべての争点は死亡時刻にある。

もう一度、きちんとこの死亡時間を決定してくれという鑑定依頼だった。

心情はすごくわかった。

しかし事実は捻《ね》じ曲げることはできない。

私たち監察医は、死体が語ることを代弁してあげることが最大かつ絶対の条件であるからだ。

私は前述した同じ理屈を書いて、おじいさんのほうが三〇分遅れて亡くなったという再鑑定書を提出した。

私にはそれ以上、どうすることもできなかった。

いくら事実とはいえ、なんの事件性もない死亡事故で、残された家族の間で争いが起きていることにある種のやるせなさを感じたのも事実だった。

しかし、その後、下された判決を聞いて、私は思わず、ほっと喜びとも驚きともつかぬ声を上げてしまった。

判決は、同時死亡で決着を見たのだ。

私の鑑定が間違っていたのか。

いやそうではない。

私の鑑定は正しいと採用されたらしい。

しかし、そういった厳密な事実よりも、人間が生きていく上で大切にしたい社会道徳をこの裁判長は優先させたのだ。

理論的には三〇分の差がある。

しかし、ほとんど同じ時刻に二人はあの世へ旅立ったのだ。

同時死亡で決着すると、息子さんも相続人としてもらえるし、おばあさんの姉妹たちも遺産を分けることができる。円満にものごとは解決する。

社会通念からいうと和解が一番いい方法なのだ。

事実と裁判の結論とは違う。

いい意味でそのことを痛感した事例だった。

そして「おじいちゃんとおばあちゃんは同時に死亡した」という裁判所の決着は、何よりもおじいさんとおばあさん、当人同士が一番望んだ結果だったかもしれないと、ふとそう思った。

老いて新しい幸せの形を見つけ、精一杯生きて一緒にあの世へ旅立った二人。

その二人が、こんな裁判所の粋な計らいを、星の上で微笑《ほほえ》み合っているような、そんな気がしたのだった。

「おじいさん、私たちの夫婦生活はそう長くはなかったですけど、死ぬまで一緒で本当に幸せでしたね」と。

一〇分の差の悲劇

悲劇が新しい悲劇を生む。

悲しい事件があったとき、マスコミはこぞってその悲劇性を取り上げる。しかし、次から次へと新しい事件が起きている昨今、すぐに一つの事件は風化し、さらに新しい事件の話題でもちきりになり、少し前の事件は、砂でつくった建物のように崩れ、忘れ去られてしまう。

悲惨な事件が起き、検死へ行く。

やりきれないのは、亡くなった人になんの落ち度もない事件の場合だ。そして、ときに事件が起きて数カ月後に、その関係者から事件のことで連絡があることがある。

感謝の連絡の場合もあるが、逆の場合もある。

当事者にとって事件は終わっていない証拠なのだ。

地下鉄の工事現場でのことだ。

作業中、地盤が沈下し、そのために道路脇にある民家の地下を走っているガスパイプに亀裂が生じた。その真上に民家が立っていた。

あとからわかったことだが、ずい分とずさんな工事だったようだ。

その一家にとってはまさに不運としかいいようがない事故だった。なんの罪もなく日々平穏に暮らし、寝ていた家族のもとへガスが漏れてきたのだ。

当時は石炭ガスだったので、発生した一酸化炭素を一〇分か二〇分ほど吸っていればガス中毒で死んでしまう。

室内に充満したガスは、電気冷蔵庫のサーモスタットの火花で引火、爆発、火災になった。

鎮火後、検死を行うことになった。

遺体は全部で五体。

その家に住んでいた夫婦と三人の子どもたちだ。

五人の家族は同じ火災で亡くなったにもかかわらず、遺体の状況は同じではなかった。

父親と三人の子どもはあまり焼けておらず、母親だけが真っ黒に焼けていたのだ。

検死をした監察医は、父親と子ども三人はガスを吸って一酸化炭素中毒で死亡、その後、爆発火災になって母親が焼死体になったと判断した。

つまり父親と子どもたちが最初に一酸化炭素を吸って死亡し、母親はガス臭に気づいて点検をしている途中に爆発で亡くなったという状況が考えられた。

そのため、死亡時刻の差を一〇分と考え、母親だけ父親と子どもたちより遅れて死亡したと判断した。

しかし、これが正解かどうか。この状況下では、死亡している五人の死体から死亡時間差を明確に読み取れる所見も根拠もないのだ。

焼け方が違うことがすなわち死亡時刻の差につながるわけではない。

ただ一つ確実にいえることは、昨日まで幸せに暮らしていたなんの罪もない家族五人が、たまたま工事のガス漏れに巻き込まれて、あっという間に亡くなってしまったという点だけだ。

それから一カ月くらい経ってからのことだ。監察医務院に電話がかかってきたのだ。

平穏無事に生活していたのに、ずさんな工事のために五人の命と家屋を含めたすべての財産が灰になった。この一家にはなんの過失もない。

当然、工事責任者はこの一家に賠償金を支払わなければならない。何億という大金の支払いが発生する。

支払いそのものにはなんの問題もない。

問題は、その大金を、誰が受け取るかという点だった。

残された家族に違いないが、ことはそう簡単ではなかった。

先に記した、死亡時刻の「たった一〇分の差」が、後に大きな争いを生むことになったのだ。これも前の項と同じように財産分与の問題が出てきたらしい。

たった一〇分ではわかりにくいが、半年後だとしたらイメージしやすいかもしれない。

父親と子どもが事故で死んだ。その場合、父親の遺産は残された母親に渡る。そして、それから半年後に母親が亡くなったら、母親側の親戚に母親の遺産の大半は渡って、父親側にはほとんど渡らないしくみになっている。

それと同じことが、わずか一〇分というあまりに短い時間に起きてしまった。

父親と子ども三人は先に死亡してしまった。

その間、母親は生き延びて、一〇分後に死亡した。

結果として、家族の遺産を含めたもろもろの権利は、母親が相続した後、その母親が死亡したということになるわけだ。

半年や一年というある程度の時間の差があれば、やむを得ないという感じになるだろうが、その日に、しかも同じ事故で死んでいるのだ。父親側の遺族にすれば納得がいかないのも仕方がないだろう。

同時死亡ではないかとするのが普通の考え方だ。

結局、母方の親族が財産の大半を取得することになったのだが、結婚して五、六年しか経っていない母親側に財産の大半が渡ってしまう。収まらないのは父方の親族のほうだ。

父方の親族が監察医務院にやって来て、「一〇分という差」の医学的根拠の説明を求めてきた。

監察医は、死体が焼けていたか、あまり焼けていないかという理屈になりにくい理由しかなく十分な説明ができないので、父方の親族に謝罪し、同時死亡に訂正する旨を伝えた。

医師の発行した死体検案書（死亡診断書）によって戸籍を死亡とされた重要な書類の死亡時間の訂正は、家庭裁判所に同時死亡の訂正の申し出をして、許可をもらうという手続きが必要である。

つまり死亡診断を訂正するには、その死亡診断書を書いた監察医が、しかるべき理由をつけて訂正の書類を提出し、受理されなければならない決まりになっている。

もちろん、すべてが受理されるわけではない。

このケースは、裁判所が訂正を認めた。

ところが今度は母方のほうが、それはおかしいとクレームをつけてきた。

「あなたは信念を持って一〇分の差をつけたのではないのですか？　それをどうして父方から指摘されたからといって簡単に同時死亡にするのですか。医学はそんないい加減なものなのですか！」

それぞれにそれぞれの言い分があるのは当然のことだ。

父方と母方は法廷にもつれ込んで、三年もの長い間、「オレたちのものだ、いや私たちのものだ」ともめる結果になってしまった。

なんの罪もなく死亡してしまい、それだけでさえ十分に悲しいのに、その後、残されたもの同士が今度は争いをはじめるという新しい悲劇へと発展してしまったのだ。

結局、最終的には裁判官の和解勧告によって同時死亡で決着した。

医者が何気なく書いた診断書をめぐって、まさに血みどろの争いになる。

とくに難しいのが、この場合のように医学的判断と法律が違うレベルの話になるときだ。

たしかに後で冷静に考えると、そこに事件性はないし、同じ時に同じ過失で死んでいるのだから、全員一緒に死亡したということでなんの問題もない。しかし、事件性のある場合、死亡推定時刻が犯人逮捕の決め手になることが多いので、なるべく厳密に行わなければいけないのもまた事実なのだ。

このように、あらゆる人のことを想定しながら検死は行われなければいけないということなのだろう。

たとえばトラックに夫婦が轢かれる。片方が即死で、片方が三日後に亡くなる。そういった事故など日常的に起きている。悲しい事故ですまされる話ではなく、その後に、もめごとを抱えることになるのだ。

残された家族たちが余計なもめごとを抱えずに幸せに生活してほしいと願うのが真の姿であろうし、同時死亡と和解勧告が裁判所から出たのは、現実的ないい解決法だったと思う。

なお、このような事例が多くなって、裁判所でも、同じ状況下で発生した事案で家族間に死亡時間の差が生じても、遺産相続は同時死亡として扱うとの判例が出され、以来この手のトラブルはなくなったと聞いている。

そうでないと、天国にいる人間が浮かばれないだろう。

殺す以外に方法がない

人を殺すのはよくよくのことである。

根っからの極悪人であるならともかく、それまで普通に生活をしていた人が人をあやめるとき、殺したヤツは悪いと単純にいってしまうだけではすまされない深い事情が横たわっていることがある。

ましてや殺した相手が身内だった場合、その後悔の激しさ、あるいはやむにやまれぬ事情はいかばかりだろうか。

ここに、二つのまったくタイプの異なる事件がある。

一つ目は、八〇歳の老人が犯した殺人事件の話だ。

彼女には、三歳年上、つまり八三歳のお姉さんがいた。その姉が寝たきりになり、妹が一人で看病を続けることになる。

妹といっても八〇歳の高齢である。

姉妹二人暮らしになって、病弱な姉の看病をしながら、自分もへとへとになった。まだ介護という言葉さえない時代の話だ。自分が介護を受けてもおかしくない年齢なのだ。

八〇歳の妹は、八三歳の姉を殺し、自殺した。

看病疲れの末の犯行だった。

この犯行は、福祉政策がまだ整備されていない時代の事例であったが、国家のあり方に問題があったと私は思う。愛情だけではどうにも解決できないこともあるのだ。

このような状況の場合、八三歳のお姉さんは国が預かります、妹さんは自分の人生を楽しく生きてくださいとするのが、国のとるべき政策だと思う。

ただ、こういう社会的な弱者は、法の網にもかかからず、ひっそりと暮らし、ひっそりと亡くなることが多い。

隣人が気づけば、役所に相談するとか、方法はいくらでもあるはずだ。そういうことがなかったために、気の毒な結果になったのだ。

その手の事例を見るにつけ、社会福祉政策が遅れているのを実感するし、大きな社会問題としてきちんと対処していかなければいけないと思う。

しかし現実には、そういうことが日本にはよくあって、検死をし終えた後、つい事情を聞いて切なくなることが一度や二度ではなかった。

それが普通の感覚であった私にとって、最近あったある地方での事件は、想像の範囲をはるかに超えたものだった。

二つ目の話である。

覚えておられる方もおありだろう。

母親を殺した少年が警察の調べに対して、殺す相手は母親でなくてもよかった、誰でもよかったのだといった衝撃的な事件が起きた。

私もコメントを求められた。

まだ高校生の男子の犯行だった。

母親の首を切って、かばんに入れて警察に自首してきた。

そのニュースをはじめて聞いたとき、ずい分と衝撃を受けた覚えがある。

最初の段階では、犯行には刃物が使われていて、すなわち首を刃物で切り落としたという話が漏れ伝わってきた。

首を刃物で切断したとなると、相当な医学的な知識があるものの犯行であろうと考えた。

そうでないと首を切るなど簡単なことではないからだ。

あるいは偶然が作用したと見るか。

いずれ、そのどちらかだ。

首の頸椎《けいつい》は、赤ん坊の握りこぶしくらいの骨が七つ重なっていて、頸椎と頸椎の間には椎間板《ついかんばん》という軟骨があり、骨は貝柱のような靱帯《じんたい》で結合されている。だから椎骨と椎骨の間にうまく刃物が入っていけば切ることは可能になるが、頸椎に当たれば硬くて刃物では切れない。必然的に、のこぎりでないと切れないのが普通である。

それから数日後、首を切断するのに使用された凶器は、のこぎりだったという報道がなされ、合点がいった。やはりのこぎりを使っていたかという思いだ。

現実の問題として、バラバラ殺人事件のとき、死体を解体するには、いま述べたように極めて偶然か、解剖の知識がなければ、のこぎりを使用しないかぎり、切断することはできないといっていい。

それ以外にも誤解されているものはいくつかある。

死体をバラバラに切り刻む際には、血が出て大変だというイメージを持っている人が多いが、それも誤解だ。

おそらく自分が怪我をしたときに血が出てくるから、そのイメージがあるのだろう。しかし、死んだ人の場合、心臓が止まり血液の循環が止まっている。血管を切っても血圧がないから、血が流れ出ることはない。

だから死体にメスを入れても血は流れないのだ。

ただ、太い血管とか臓器を切ると少しは流れるが、それはあくまでもたらたらと流れる程度のことで、大量にどーっと流れることはない。

返り血を浴びるという表現がある。たしかに噴出するように流れるが、返り血を浴びるのは、あくまでも相手がまだ生きているからこそである。生きていないときはそう出ない。

バラバラ殺人のときに、お風呂場で水を流しながら切断作業を行うのも、想像しているように血が出るわけではないのだ。

むしろそういうときに焦っているから、骨が当たってなかなかうまく切断ができないことがある。それが犯人にとってはむしろ切実な問題なのだ。

それともう一つ決定的にまずい状況がある。

お腹を切断してしまうことだ。首は筋肉と皮膚と骨ぐらいしかないから、のこぎりなどを使用すれば、なんとか切っていけるが、あやまってお腹を切ってしまうと、小腸や大腸が中にうねるように入っているから、にょろにょろと出てきてしまう。その小腸や大腸に刃物が刺さって切れたりすると、内容物が流れ出てきて、すごいにおいがする。

それから流れ出たものがそこかしこに散らかる。これは大変な作業になる。

話はそれたが、いずれにしても、このような事件が増えてきた。

以前の日本にはなかった事例である。

二つの事件の話を書いたが、前者は、日本がまだ貧しい時代、八〇歳の妹が八三歳の姉を看病疲れで殺して自殺した悲しい事件である。

そして後者の場合、誰でもいいから殺したかったと実の母親を殺した少年の恐ろしい事件である。

前者の老人の気持ちは痛いほどよくわかる。しかし、後者の事件の場合、どれだけ彼の気持ちになって考えてみても、理解することはできない。

これからの日本はどうなってしまうのだろう。空恐ろしくなるばかりである。

どうかこれからはあなたの人生を

本当に幸せな生き方とはいったいなんなのか。

命ある限り生きることというが、はたして本当にそうなのだろうか。

そんなことをあらためて考えさせられる事件があった。

ある医者が結婚した。最初に生まれた子どもが寝たきりの重症の身体障害者であった。以来、奥さんはその子の介護に追われることになる。

彼女の人生は、子どもの世話をする人生へと変わらざるをえなかった。

しかし夫である医者は、日々の診療に忙しく、子どもの面倒を一緒にみるとか、手伝うことなどなかった。女性の社会進出がいまほど多くない時代の話だ。寝たきりの子を抱えた苦難な毎日ではあったが、表向きは平穏に時が過ぎていった。

しかし三〇年後、その一家の生活を突然悲劇が襲った。医者である夫が、寝ているわが子にエーテルをかがせて意識不明にした上で首を絞め、殺害したのだ。

介護疲れの母親が思い余ってあやめた犯行ではない。日々の診療に忙しく、寝たきりの子どもとほとんど接点のなかった父親の犯行なのである。

なぜ、母親でなくて父親だったのか。

最近は、子殺しの理由も大きく変わってきている。ちょっと寄り道をして昔と今の子殺しの違いについて話をしたい。

かつて、ある准看護師が起こした事件がある。

自分の家族である、おじいちゃん、おばあちゃん、子どもたちに生命保険をかけた後、サルブタモールという喘息の薬を大量にお茶に混ぜて飲ませて殺害した。

わが子は助かったが、おじいちゃんとおばあちゃんは亡くなってしまった。

その准看護師は、おじいちゃんとおばあちゃんの二人分の保険金を手にすることになる。

そしてそうやって手にした保険金をどうしたか。

愛する男に貢いでいたのだ。

このように昔は、盗んだり騙しとったりしたお金を愛人のために貢ぐ女性は結構いて、よくお茶の間のワイドショーを賑わせたものだ。

いまは、どちらかといえば、好きな男というより自分の身勝手さのために行っている。それが現代の特徴といってもいいだろう。

そもそもサルブタモールという喘息の薬は、適量を与えることによって発作を抑える効果がある。たとえば、発熱している人に解熱剤を与えると平熱に戻す作用があるし、血圧の高い人に血圧下降剤を投与すると平常な血圧に戻れる。

それだけの効果があるということは、逆に言うと、大量に摂取すると生命の危機にかかわる、諸刃《もろは》の剣になってしまうことを意味する。実際、大量のサルブタモールを飲ませれば、心臓は止まり、呼吸も止まってしまう。

犯行に及んだのは医学的知識のある准看護師である。医療系の学校では、そうなるから注意してくださいねと、あやまって飲ませない知識を教えている。

しかし、

「○○をすると危ないですから」

という教えは、

「○○をすると人を殺せますから」

と聞けなくもない。

考え方によっては悪用も可能である。だから、医療へ進む人間は、人格的にもしっかりしていないといけないのだ。

しかし、これがなかなか難しい。医学部などに入学するときに面接試験を課すところも多いが、短い時間で人間性まで見抜くのは至難の業だ。

しかも人の考えは何かの事件や誰かに影響を受けて大きく変化することもある。

ある宗教で感化されて宗教犯罪に手を染めてしまった医者など、その典型例だろう。あるいは、将来が約束されたと勘違いをして生活が派手になって、人格が変わる人間もいる。

入学当初は医学を志す希望に満ちた学生であったとしてもだ。だから、やはりきちんとした哲学を持ち続けないといけない。

出刃包丁と同じで、使い方によっては料理を作って人類に貢献する。しかし、持ち方によっては人を殺す凶器になってしまうのだ。

使い方によって、人の心によって、人類に貢献するか人殺しに使うか。すべてその人の人生哲学にかかっている。

母親の子殺しであれば、昔は継母が自分の子ではない子どもを殺す犯罪が多かった。つまり子殺しといっても血のつながりがなかった。

最近は、自分の実の子どもがうるさいからと殺す。男のために殺すということでは、昔の感覚がまったくないとは言い切れないが、生物的な本能が失われているようにも思える。端的に言うと自分勝手な犯罪なのだ。

もちろん昔の継母の虐《いじ》めは許されることではないが、感覚としてはわかる。しかし、自らが腹を痛めて産んだ子どもが邪魔という発想はどう考えても想像できない。

冒頭に書いた、寝たきりの身体障害者であった子どもを殺した父親である医者の話に戻りたい。

寝たきりの子どもを絞め殺した後、その医者は大量の睡眠剤を飲んで自殺をはかった。

ところが外出先から帰宅した奥さんに発見され、一命を取りとめる。緊急治療を受けて生き返る。

それから二人は手を取りあって警察に自首した。

父親は、子どもを殺して自殺をはかった、その理由をこう供述しはじめたのだ。

もし自分とわが子がいなければ、妻は残された短い人生であろうけれども、自分の自由な時間を持つことができる。

結婚後、彼女は子どものためにしか生きていない。

自分の時間はまるでなかった。

見るに忍びない。

自分自身の時間を持ち、自由な余生を送ってほしい。

そのために、重症の子どもと無理心中をはかってしまいました。

父親は、そう言って涙を流しながら、本当に申し訳ありませんでしたとわびたのだ。

妻を愛し、子を愛するがための犯行だった。

裁判の結果は心神喪失ということで父親は無罪になった。

結論としてはよかったと私も賛成である。

父親は、母親が子どもの世話をするのを手伝わなかった。しかし、ずっと母親のことを気に病んでいたのだ。

妻を愛し、子を愛するが故の事件であった。

裏切《うらぎ》られた死体《したい》　　朝日文庫

2013年1月30日　第1刷発行
2018年7月20日　第3刷発行

著　者　上野《うえの》正彦《まさひこ》

発行者　須田　剛
発行所　朝日新聞出版
〒104-8011　東京都中央区築地5-3-2
電話　03-5541-8832（編集）
　　　03-5540-7793（販売）
印刷製本　大日本印刷株式会社

Published in Japan by Asahi Shimbun Publications Inc.
定価はカバーに表示してあります

ISBN978-4-02-261749-1

中島　岳志
秋葉原事件
加藤智大の軌跡

秋葉原で発生した死傷者一七名の無差別殺傷事件。加害者の人生を追い、事件の真因と現代の病巣を暴くノンフィクション。《解説・星野智幸》

松田　美智子
新潟少女監禁事件
密室の3364日

男はなぜ少女を拉致したのか？　九年二カ月にわたる監禁の全貌とその後の新事実を明かす衝撃のノンフィクション！　文庫化にあたり大幅加筆。

尾形　誠規
袴田事件を裁いた男
無罪を確信しながら死刑判決文を書いた元判事の転落と再生の四十六年

熊本裁判官は、無罪を確信しながら死刑判決文を書くが――。罪の意識を背負った半生に迫る一方で、冤罪の過程を克明に記す。《解説・江川紹子》

緒方　貞子
私の仕事
国連難民高等弁務官の10年と平和の構築

史上空前の二二〇〇万人の難民を救うため、筆者は難局にどう立ち向かったか。「自国第一主義」が世界に広がる今、必読の手記。《解説・石合　力》

小河原　正己
ヒロシマはどう記録されたか　上・下
上・昭和二十年八月六日／下・昭和二十年八月七日以後

原爆の一閃により、すべてが止まったヒロシマで、爆心地を目指した記者たちがいた。核の時代の原点に迫る、現代人必読の書。《解説・竹西寛子》

中山　英一
被差別部落の暮らしから

部落解放同盟長野県連合会書記長として、多くの差別事件に取り組んできた著者が、差別の淵源と人間の真の価値を考える。《解説・北口末広》

松尾　秀助
琥珀色の夢を見る
竹鶴政孝とリタ　ニッカウヰスキー物語

竹鶴政孝とリタは、日本人に本物のウイスキーを飲んでもらう夢を実現させるために励まし合い、試練を乗り越えていく。

早瀬　利之
リタの鐘が鳴る
竹鶴政孝を支えたスコットランド女性の生涯

本格ウイスキー造りを目指した竹鶴政孝は苦労の連続だったが、リタは折れそうになる夫を励まし続けた。一人の女性の一〇〇％ピュアな純愛物語。

鈴木　大介
最貧困シングルマザー

虐待、ＤＶ、うつの末、貧困の蟻地獄に堕ち、出会い系サイトで売春するシングルマザーの実態に迫った衝撃のルポルタージュ。《解説・室井佑月》

湯浅　誠
ヒーローを待っていても世界は変わらない

「反貧困」を掲げ、格差拡大に立ち向かう著者渾身の民主主義論。地方創性や教育問題の深層にも迫る補章を追加。《解説・あさのあつこ》

マリアン・レガト著／下村　満子監訳、山田　睦子訳
すぐ忘れる男　決して忘れない女

男と女のコミュニケーションはなぜいつも噛み合わないのか？　コロンビア大医学部教授が、最新医学の観点から男脳と女脳の違いをズバリ解説。

森川　すいめい
漂流老人ホームレス社会

なぜホームレスにならなくてはいけなかったのか。うつ・ＤＶ・認知症・派遣切り……二〇年以上ホームレス支援を続ける精神科医が現実を活写。

朝日文庫

太田　匡彦
犬を殺すのは誰か
ペット流通の闇

犬の大量殺処分の実態と、背後に潜むペット流通の闇を徹底取材。動物愛護法改正を巡る業界と政府の攻防を詳らかにする。《解説・蟹瀬誠一》

山崎　朋子
サンダカンまで
わたしの生きた道

『サンダカン八番娼館』著者の自伝。朝鮮人青年との恋、顔を切られる事件、結婚、出産、女性史の道へ。戦後民主主義を体現した波瀾の半生。

小林　美佳
性犯罪被害にあうということ

二四歳の夏、私は性犯罪被害にあった。加害者への感情、変わってしまった人間関係など、被害の実態を克明に記した勇気のノンフィクション。

小林　美佳
性犯罪被害とたたかうということ

前著で自身のレイプ被害を実名告白した著者がこれまでに交流した被害者三〇〇〇人の証言。そこから見える、残酷なまでの性犯罪被害のリアル。

森崎　和江
からゆきさん
異国に売られた少女たち

明治、大正、昭和の日本で、貧しさゆえに外国に売られていった女たちの軌跡を辿った傑作ノンフィクションが、新装版で復刊。《解説・斎藤美奈子》

上野　千鶴子／小笠原　文雄
上野千鶴子が聞く　小笠原先生、ひとりで家で死ねますか？

がんの在宅看取り率九五％を実践する小笠原医師に、おひとりさまの上野千鶴子が六七の質問。類書のない「在宅ひとり死」のための教科書。